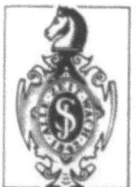

U. Gundert-Remy O. Schmidlin H. Schroeder

Einführung in die
Klinische Pharmakologie
zum besseren Verständnis der
Arzneimitteltherapie

Mit 22 Abbildungen

Geleitwort von W. Forth

Springer-Verlag
Berlin Heidelberg New York Tokyo 1983

Priv.-Doz. Dr. med. U. GUNDERT-REMY
Arzt f. Innere Medizin, Arzt f. Pharmakologie und Klinische
Pharmakologie, Med. Universitätsklinik
Bergheimer Straße 55, D-6900 Heidelberg

Dr. med. O. SCHMIDLIN
Kantonsspital Basel, Med. Universitätsklinik
Klinik f. Innere Medizin
CH-4031 Basel

Dr. med. H. SCHROEDER
Leiter des Wiss. Büro der Dr. Karl Thomae GmbH
Hohenzollernstraße 16, D-7000 Stuttgart 1

Die Autoren danken Frau Dagmar Knaudt, Biberach, für die
graphische Mitarbeit.

ISBN-13: 978-3-540-12382-8   e-ISBN-13: 978-3-642-69074-7
DOI: 10.1007/978-3-642-69074-7

CIP-Kurztitelaufnahme der Deutschen Bibliothek
Gundert-Remy, Ursula:
Einführung in die klinische Pharmakologie : zum besseren Verständnis d.
Arzneimitteltherapie / U. Gundert-Remy ; O. Schmidlin ; H. Schroeder. Geleitw. von
W. Forth. – Berlin ; Heidelberg ; New York ; Tokyo : Springer, 1983.
NE: Schmidlin, Olga:; Schroeder, Hasso:

Das Werk ist urheberrechtlich geschützt. Die dadurch begründeten Rechte, insbesondere
die der Übersetzung, des Nachdrucks, der Entnahme von Abbildungen, der Funksendung,
der Wiedergabe auf photomechanischem oder ähnlichem Wege und der Speicherung in
Datenverarbeitungsanlagen bleiben, auch bei nur auszugsweiser Verwertung, vorbehalten.
Die Vergütungsansprüche des § 54, Abs. 2 UrhG werden durch die
‚Verwertungsgesellschaft Wort', München, wahrgenommen.

© by Springer-Verlag Berlin Heidelberg 1983

Die Wiedergabe von Gebrauchsnamen, Handelsnamen, Warenbezeichnungen usw. in
diesem Werk berechtigt auch ohne besondere Kennzeichnung nicht zu der Annahme, daß
solche Namen im Sinne der Warenzeichen- und Markenschutz-Gesetzgebung als frei zu
betrachten wären und daher von jedermann benutzt werden dürften.

Produkthaftung. Für Angaben über Dosierungsanweisungen und Applikationsformen
kann vom Verlag keine Gewähr übernommen werden. Derartige Angaben müssen vom
jeweiligen Anwender im Einzelfall anhand anderer Literaturstellen auf ihre Richtigkeit
überprüft werden.

2121/3140-543210

Prof. Dr. med. Dr. med. h.c. H. E. Bock,

*dem klinischen Lehrer und Förderer
der Klinischen Pharmakologie
zum 80. Geburtstag gewidmet.*

Geleitwort

Die Pharmakologie, eine medizinische Hilfswissenschaft, sonnt sich überall auf der Welt in dem Anspruch, die rationale Basis der Therapie zu sein. Der Anspruch gerät allerdings ins Irreale, wenn man sich die gegenwärtige Ausbildung der deutschen Medizinstudenten in Pharmakologie und Therapie mit Arzneimitteln vergegenwärtigt: die Grundlagen werden in zwei scheinpflichtigen Kursen während des Studiums im 1. und im 2. klinischen Abschnitt gelegt. Danach ist keine weitere obligate Unterweisung zur Nutzanwendung der Grundlagen für die Therapie vorgesehen. Dies steht im krassen Gegensatz zur Ausbildung in anderen therapeutischen Disziplinen: wer mit dem Messer oder dem Strahl therapeutisch umgehen will, braucht nach der Approbation noch wenigstens eine 6-jährige Weiterbildung. Wer mit Pharmaka Therapie betreibt, soll nicht glauben, daß die in der gegenwärtig gültigen Approbationsordnung vorgesehene Ausbildung dafür ausreichend ist.

Diese Überlegung ist wichtig, wenn man die Bedeutung der „Einführung in die klinische Pharmakologie zum besseren Verständnis der Arzneimitteltherapie" würdigen möchte: es ist nämlich dringlich nötig, den praktisch tätigen Arzt mit der rationalen Basis der Pharmakotherapie vertraut zu machen. Diese Aufgabe kann ein Buch allein selbstverständlich nicht bewältigen. Ihm sind schon dadurch Grenzen gesetzt, daß durch die rasche Entwicklung neuer Arzneistoffe der praktisch tätige Arzt immer wieder in die Gefahr gerät, Opfer eines Informationsdefizits zu werden. Diese Argumentation ist allerdings nur vordergründig betrachtet richtig. Wenn der Arzt dazu bereit ist, kann er durch eine permanente Fortbildung auf dem laufenden bleiben. Zwar sind die pharmakodynamischen Wirkungen neuer Arzneistoffe immer von neuem zu erlernen und, vor allem im Hinblick auf die erwünschten Hauptwirkungen wie die unerwünschten und erwünschten Nebenwirkungen, sorgfältig während der therapeutischen Anwendung zu beobachten. Die Techniken dazu sind erlernbar und gehören zum Tagwerk der ärztlichen Tätigkeit, auch wenn unsere Approbationsordnung und die dazugehörigen Lernzielkataloge es nicht vorsehen mögen. Daneben gibt es aber auch die immerwährenden Wahrheiten der pharmakokinetischen Daten über Arzneistoffe im Organismus: Die Aufnahme in den Körper, die Verteilung und Deponierung sowie ihre metabolische und exkretorische Elimination. Auch über diese Grundwahrheiten sollte der Arzt erschöpfend Bescheid wissen. Es könnte das seinem Wert nach nicht hoch genug einzuschätzende Ergebnis dieses Buches sein, den Arzt in die Lage zu versetzen, beim Umgang mit Arzneistoffen sich selbst und den Kollegen, die für die Neueinführung eines Arzneimittels in der Industrie verantwortlich zeichnen, die richtigen Fragen zu stellen. Es ist denkbar, daß wir dann auch ohne Negativ- oder Positiv-Listen zu einer rationalen Arzneitherapie kommen können.

Im Mai 1983 W. FORTH

Inhaltsverzeichnis

Geleitwort (W. FORTH) VII
Einleitung 1
Allgemeine und weiterführende Literatur 3
1   Vom Arzneimittel zur Arzneistoffwirkung
    (H. SCHROEDER).................... 4
2   Der Weg eines Arzneimittels im Organismus
    (H. SCHROEDER).................... 6
2.1 Pharmazeutische Phase 6
2.2 Pharmakokinetische Phase 8
3   Wechselbeziehungen von Arzneistoff und
    Rezeptor (H. SCHROEDER) 26
4   Unterteilung der Arzneimittel nach Wirkungsart
    (H. SCHROEDER).................... 32
5   Der Placeboeffekt – Geheimnis
    der Pharmakotherapie (H. SCHROEDER) 34
6   Kontrollierte klinische Prüfung von Arzneimitteln
    (U. GUNDERT-REMY) 38
6.1 Ablauf der klinischen Prüfung 39
6.2 Beweisführung in der Arzneimittelprüfung 41
6.3 Biometrische Auswertung 43
7   Arzneimittelnebenwirkungen und -interaktionen
    (U. GUNDERT-REMY) 45
8   Einfluß physiologischer Größen
    auf Pharmakokinetik und Pharmakodynamik
    (U. GUNDERT-REMY) 53
8.1 Hohes Alter 53
8.1.1 Pharmakokinetische Veränderungen 55
8.1.2 Pharmakodynamische Veränderungen 56
8.2 Niedriges Alter (Säuglinge, Kinder) 57
8.2.1 Pharmakokinetische Veränderungen 57
8.2.2 Pharmakodynamische Veränderungen 61

8.3	Schwangerschaft	61
8.4	Pharmakogenetik	64
8.4.1	Pharmakokinetische Differenzen	64
8.4.2	Pharmakodynamische Differenzen	65
9	Einfluß pathologischer Veränderungen auf Pharmakokinetik und Pharmakodynamik (O. SCHMIDLIN)	66
9.1	Gastrointestinale Erkrankungen	66
9.2	Lebererkrankungen	70
9.3	Kardiovaskuläre Erkrankungen	74
9.4	Nierenerkrankungen	75
9.4.1	Niereninsuffizienz, Urämie	76
9.4.2	Nephrotisches Syndrom	83
9.5	Endokrine Erkrankungen	83
10	Fragen, die der Arzt vor Neueinführung eines Präparates stellen sollte (H. SCHROEDER)	85

Literaturverzeichnis ... 87

Anhang: Schweizer Warenzeichen ... 91

Sachverzeichnis ... 97

Einleitung

Die klinische Pharmakologie verbessert durch Wissen und Theorie den Einsatz eines Medikamentes beim Menschen.

W. DOELLE, 1979

Die Entwicklung einer Vielzahl neuer Arzneimittel mit sehr differenzierter Wirkung in den 50er-Jahren veranlaßte den Arzt, mehr und mehr Arzneimittelspezialitäten zu verordnen, statt wie in früheren Zeiten auf der Basis ärztlicher Erfahrung eine individuelle Rezeptur vorzunehmen.

Das Verhältnis des Arztes zum Arzneimittel hat sich damit grundlegend verändert. Je mehr Arzneimittel auf den Markt kamen, desto schwieriger wurde die Auswahl für den Arzt und damit auch die Beratung durch den Apotheker.

Daneben wurden auf vielen naturwissenschaftlichen Gebieten, vor allem im Bereich der Molekularbiologie, neue Erkenntnisse gewonnen, die Anlaß gaben, viele pathophysiologische Abläufe während eines Krankheitsgeschehens neu zu überdenken. Interaktionen zwischen körpereigenen und von außen zugeführten Stoffen wurden erklärbar und gaben Anlaß zu Änderungen im Therapieverhalten. Die Notwendigkeit der Übertragung neuer Erkenntnisse auf molekularer Ebene in die praktische Therapie sowie die Entwicklung neuer Technologien, die eine exakte Messung der Arzneistoffe im tierischen und menschlichen Organismus ermöglichten, führten zur Entstehung einer neuen Disziplin – der *Klinischen Pharmakologie*.

Ohne Grundkenntnisse auf den Gebieten der *Pharmakokinetik* eines Arzneimittels: Aufnahme, Verteilung, Verstoffwechselung, Ausscheidung – und der *Pharmakodynamik* eines Arzneimittels: die durch dasselbe hervorgerufenen Zustands- oder Funktionsänderungen des Körpers, ist heute keine sinnvolle und damit auch keine wirtschaftliche Arzneimitteltherapie möglich. In der Bundesrepublik Deutschland erfuhr die Klinische Pharmakologie in erster Linie im Rahmen der Klinischen Prüfungen durch die Pharmaindustrie eine Stimulation, während sie als selbständiges Prüfungsfach – im Gegensatz zu Großbritannien, den Niederlanden und der Schweiz – nur zögernd an unseren Universitäten Eingang findet.

An unseren Universitäten werden Themen der Klinischen Pharmakologie nur im Rahmen der speziellen pharmakologischen Vorlesung und oft nur viel zu knapp abgehandelt. Dies muß sich zwangsläufig nachteilig auf das klinisch-pharmakologische Wissen und Verständnis der Ärzte in Klinik und Praxis auswirken. Nach wie vor ist an unseren Universitäten die Pharmakotherapie das Stiefkind in der klinischen Ausbildung. So nimmt es nicht wunder, daß von den meisten niedergelassenen Ärzten bei einer Arzneimittelinformation durch die Pharmaberater den klinisch-pharmakologischen Daten kein kritisches Verständnis entgegengebracht werden kann.

Deshalb soll es Aufgabe dieser Einführung in die Klinische Pharmakologie sein, den in der Praxis tätigen Ärzten und Apothekern auf verständliche und anschauliche Weise eine Einführung in klinisch-pharmakologische Zusammenhänge zu geben. Die in den Beispielen genannten Arzneimittel wurden nicht wegen ihrer therapeutischen Bedeutung sondern deshalb ausgewählt, weil von ihnen Untersuchungsergebnisse zu den jeweiligen Fragestellungen vorliegen. Warenzeichen werden nur genannt, um dem Leser das Verständnis zu erleichtern, eine Wertung ist dadurch nicht beabsichtigt. Das Eingehen auf spezielle therapeutische Probleme würde den Rahmen dieser Einführung übersteigen.

Es würde uns freuen, wenn dieses Büchlein den praktisch tätigen Ärzten und Apothekern eine Hilfe zum Verständnis pharmakotherapeutischer Vorgänge wäre.

Allgemeine und weiterführende Literatur

AILINGER F, FRIEDL E, AILINGER M, BERG J (1980) Leitfaden der Biochemie für Mediziner, Zahnmediziner und Pharmazeuten unter Berücksichtigung des Gegenstandskatalogs. Enke, Stuttgart

CROOKS J, O'MALLEY K, STEVENSON IH (1976) Pharmacokinetics in the elderly. Clin Pharmacokinet 1: 280–296

EADIE MJ, LANDER CM, TYRES JH (1977) Plasma drug level monitoring in pregnancy. Clin Pharmacokinet 2: 427–436

FORTH W, HENSCHLER D, RUMMEL W (1980) Allgemeine und spezielle Pharmakologie, 3. Aufl., Bibliographisches Institut Mannheim

KARZEL K, LIEDTKE R (1980) Allgemeine Pharmakologie. Fischer, Stuttgart

KIECHEL JR (1982) Biotransformation of drugs during aging. Gerontology 28 [Suppl 1]: 101–112

KLEINEBRECHT J (1979) Medikamentöse Teratogene: Risiko im Mutterleib. Mod Med 7: 1426–1429

KRAUER B, KRAUER F (1977) Drug kinetics in pregnancy. Clin Pharmacokinet 2: 167–181

KUNZ J, SCHREINER WE (1982) Pharmakotherapie während Schwangerschaft und Stillperiode. Thieme, Stuttgart

KUTTER E (1978) Arzneimittelentwicklung. Thieme, Stuttgart

LIEDTKE KR (1980) Wörterbuch der klinischen Pharmakologie. Fischer, Stuttgart

MARTINI GA (1981) Erkrankungen der Leber und Gallenwege. In: GROSS R, SCHÖLMERICH P (Hrsg) Lehrbuch der Inneren Medizin, 6. Aufl. Schattauer, Stuttgart

MUTSCHLER E (1981) Arzneimittelwirkungen. Wissenschaftliche Verlagsanstalt, Stuttgart

PHILIPSON A (1979) Pharmacokinetics of antibiotics in pregnancy and labour. Clin Pharmacokinet 4: 297–309

RINNE UK (1982) Parkinson's disease as a model for changes in dopamine receptor dynamics with aging. Gerontology 28 [Suppl 1]: 35–52

SHAND DG (1982) Biological determinants of altered pharmacokinetics in the elderly. Gerontology 28 [Suppl 1]: 8–17

VESELL ES (1975) Pharmacogenetics. Biochem Pharmacol 24: 445

VOGELL W (1973) Struktur und Funktion der Zelle. HESS G (Hrsg) Konstanzer Universitätsreden – Nr. 37. Universitätsverlag, Konstanz

1 Vom Arzneimittel zur Arzneistoffwirkung

Zwischen einem Arzneimittel und dem menschlichen Organismus besteht eine Wechselbeziehung.

Arzneimittel bestehen nicht nur aus einem Wirkstoff = Arzneistoff, sondern auch aus einer Reihe von galenischen Hilfsstoffen, die u.a. Konsistenz, Geschmack, Farbe und eine bestimmte Freisetzungs-Charakteristik des Wirkstoffes bewirken. Letzteres ist für die enterale und topische Applikation von besonderer Bedeutung.

Bis zur Entfaltung der Arzneistoffwirkung sind drei Phasen definierbar, die ineinandergreifend und in gegenseitiger Abhängigkeit durchlaufen werden:

1. die *Pharmazeutische Phase,*
2. die *Pharmakokinetische Phase,*
3. die *Pharmakodynamische Phase.*

1. In der *Pharmazeutischen Phase* wird offenkundig, ob das Hauptproblem der Galenik, einem Arzneimittel die entsprechende Rezeptur oder Formulierung zu geben, d.h. den Arzneistoff in eine haltbare, anwendungsgerechte und eine – hinsichtlich der Wirkungsentfaltung – optimale Form zu bringen, erfüllt wurde.

2. In der *Pharmakokinetischen Phase* werden die Einflüsse des Organismus auf das Arzneimittel deutlich, dessen Absorption nach oraler, enteraler oder topischer Applikation und sein weiteres Schicksal im Organismus, d.h. Verteilung und Ausscheidung. Letztere kann unverändert aus dem Organismus erfolgen oder erst durch vorangegangene Biotransformation (Verstoffwechselung) ermöglicht werden. Bei einer parenteralen Applikation erfolgt der erste pharmakokinetische Schritt unmittelbar nach der Injektion durch die Verteilung des Arzneistoffes im Organismus auf dem Blutweg.

3. In der *Pharmakodynamischen* Phase werden die Einflüsse des Arzneimittels auf den Organismus deutlich, die sich in der Auswirkung der Wechselbeziehung zwischen Arzneistoff und den Rezeptoren am Ort der Wirkung erkennen lassen.

Die *Pharmakodynamik* wird von der Dosis bzw. der Konzentration des

1 Vom Arzneimittel zur Arzneistoffwirkung

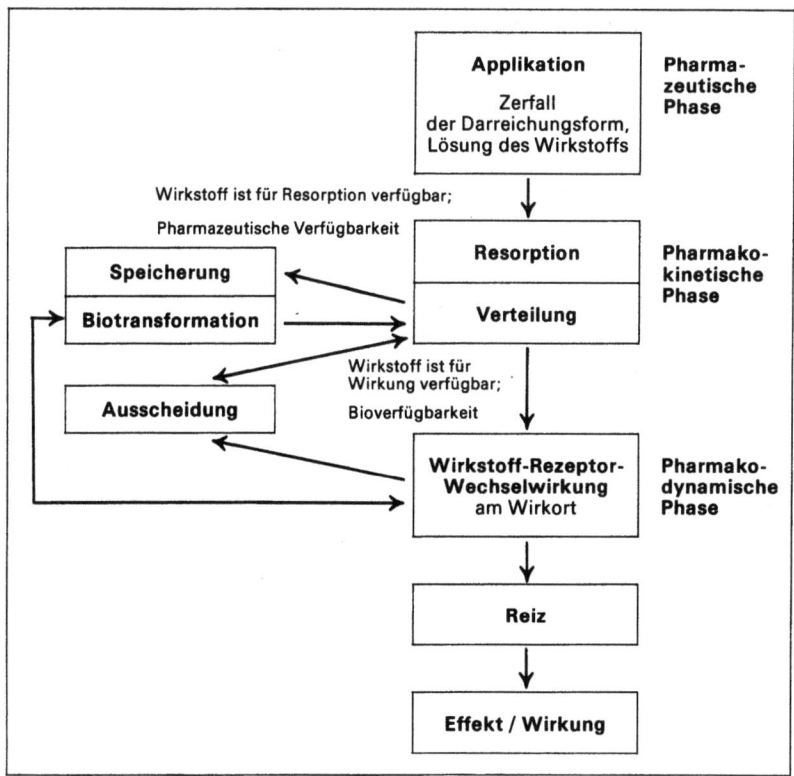

Abb. 1. Schematische Darstellung des Arzneimittelweges durch den Körper (modifiziert nach MAY O. [54])

Arzneistoffes und der Ansprechbarkeit der Rezeptoren auf den Arzneistoff bestimmt.

Die pharmakologische Wirkung eines Arzneistoffes hängt also nicht allein von dessen pharmakodynamischen Eigenschaften ab, sondern wird ebenso von seinem pharmakokinetischen Verhalten geprägt und durch die galenische Zubereitung beeinflußt [21].

2 Der Weg eines Arzneimittels im Organismus

2.1 Pharmazeutische Phase

In der Schaffung einer geeigneten *galenischen* Darreichungsform bei der Entwicklung eines neuen Arzneimittels ist eine Aufgabe zu sehen, die dem Auffinden neuer Arzneistoffe gleichzusetzen ist. Nur der Anteil eines zugeführten Arzneistoffes kann im Organismus wirksam werden, der sich als biologisch verfügbar erweist.

Die amerikanische Food and Drug Administration hat die *Biologische Verfügbarkeit* eines Arzneimittels als „das Ausmaß und die Geschwindigkeit, mit dem ein Wirkstoff oder die wirksame Komponente aus einer Arz-

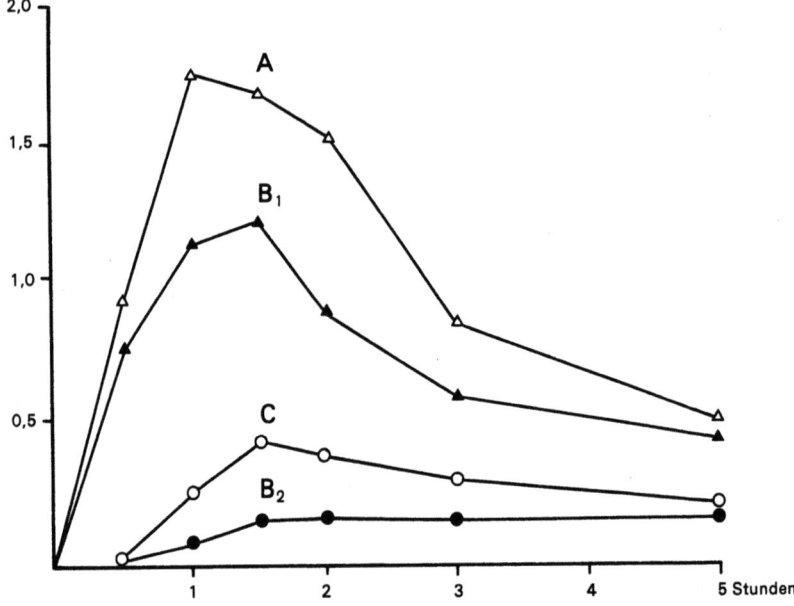

Abb. 2. Plasmaspiegel nach oraler Gabe von 0,5 mg unterschiedlicher Digoxin-Präparate (nach LINDENBAUM et al (1971) New England J. Med. 285: 1322)

2.1 Pharmazeutische Phase

neizubereitung resorbiert und am Wirkungsort verfügbar wird", definiert [49].

Treten Fehler in der galenischen Zubereitung auf, z.B. schlechte Zerfallbarkeit der Tabletten, die Lösungsgeschwindigkeit ungünstig beeinflussende Hilfsstoffe, Kristallmodifikationen etc., wird die biologische Verfügbarkeit herabgesetzt. Als therapeutisch belangvolles Beispiel sei die Arbeit von LINDENBAUM et al. zitiert, an der sich der Einfluß der verschiedenen galenischen Zubereitungen demonstrieren läßt (Abb. 2). Hierbei sollte aber darauf hingewiesen werden, daß es sich bei den verwendeten Digoxin-Präparaten um englische, bzw. amerikanische Präparate handelt und die dadurch hervorgerufenen Probleme in der Bundesrepublik bei den hier im Handel befindlichen Digitalis-Präparaten niemals beobachtet wurden.

Als anderes Beispiel kann die unterschiedliche biologische Verfügbarkeit von Tetrazyklin-Präparaten angeführt werden (Abb. 3). Aus diesen Beispielen wird deutlich, daß die biologische Verfügbarkeit die Arzneiwirkung beeinflußt.

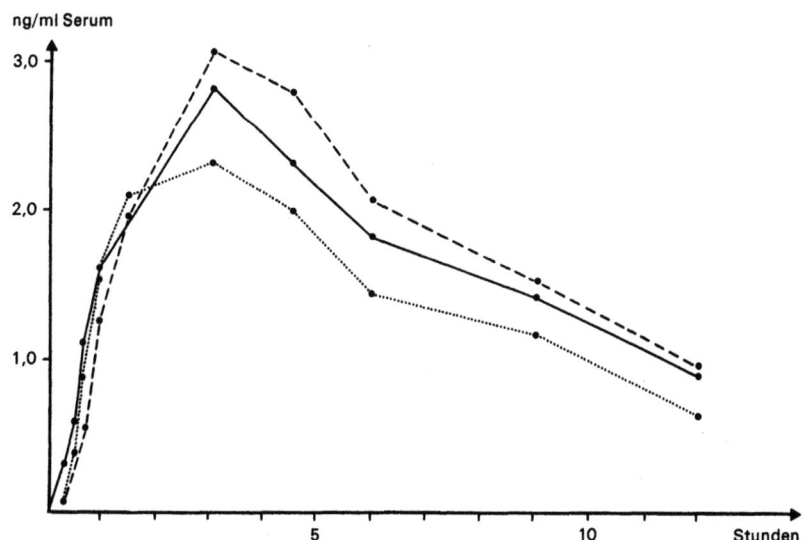

Abb. 3. Mittlere Tetrazyklinspiegel nach Gabe von 500 mg Tetrazyklinhydrochlorid in verschiedenen Darreichungsformen an 6 gesunden Probanden. ——— Weichkapsel, ······· Dragées, ----- Hartkapsel. (nach GUNDERT REMY U et al (1974) Pharm. Ind. 36, Nr. 8, 574–576)

Bei jedem Arzneistoff sind Ausmaß der Wirkung und Wirkungsdauer durch die Eigenschaft des Moleküls vorgegeben. Resorption und Halbwertszeit aber werden durch die galenische Zubereitung beeinflußt. Durch retard-Formen bzw. slow-release (= langsame Freisetzung) -Formulierung wird diese Möglichkeit genutzt, so z. B. beim Isosorbiddinitrat (Isoket retard, Mucosolvan-retard-Kapseln).

2.2 Pharmakokinetische Phase

Absorption/Resorption
Jedes Arzneimittel muß auf dem Weg zum Wirkort und bis zur Ausscheidung eine Reihe von biologischen Barrieren überwinden. Alle diese Barrieren stellen Membranstrukturen irgendwelcher Art dar. Es soll versucht werden, den Weg eines Arzneistoffmoleküls während seiner Passage durch den Organismus zu verfolgen:

Sobald der Wirkstoff eines Arzneimittels, z. B. bei oraler Applikation, aus der galenischen Matrix freigesetzt worden ist, sprechen wir von einem *Arzneistoff*. Nachdem dieser Arzneistoff in dem ihn umgebenden Medium, dem sauren Magensaft oder dem alkalischen Darmsaft, gelöst wurde, beginnt für ihn die pharmakokinetische Phase mit der Passage der Arzneistoffmoleküle durch die Bürstensaum-Zellmembran der Epithelien, die die Dünndarmwand auskleiden, in die dahinterliegenden Kapillaren und von dort in das System der Vena portae (Abb. 4). Der Magen ist aufgrund der geringeren Oberfläche gegenüber der des Dünndarms als Ort der Resorption von untergeordneter Bedeutung.

Wie im vorangegangenen Abschnitt ausgeführt wurde, ist das Ausmaß der Resorption eines bestimmten Arzneistoffes von der galenischen Zubereitung abhängig. Vergleicht man die Resorption verschiedener Arzneistoffe nach Verabreichung in Lösung, so daß der Effekt der galenischen Zubereitung wegfällt, so wird erkennbar, daß das Ausmaß der Resorption durch physiko-chemische Eigenschaften bestimmt wird. In der Regel werden Arzneistoffe mit lipophilen Eigenschaften zu einem höheren Anteil als solche von geringer Lipophilie resorbiert. Digitoxin z. B. wird zu 100% resorbiert, während Digoxin nur zu ca. 80% resorbiert wird.

Abb. 4. Schematische Darstellung der Arzneimittel-Absorption aus dem Magen-/Darm-Trakt in die Pfortader und der Weg in den großen Kreislauf

2.2 Pharmakokinetische Phase

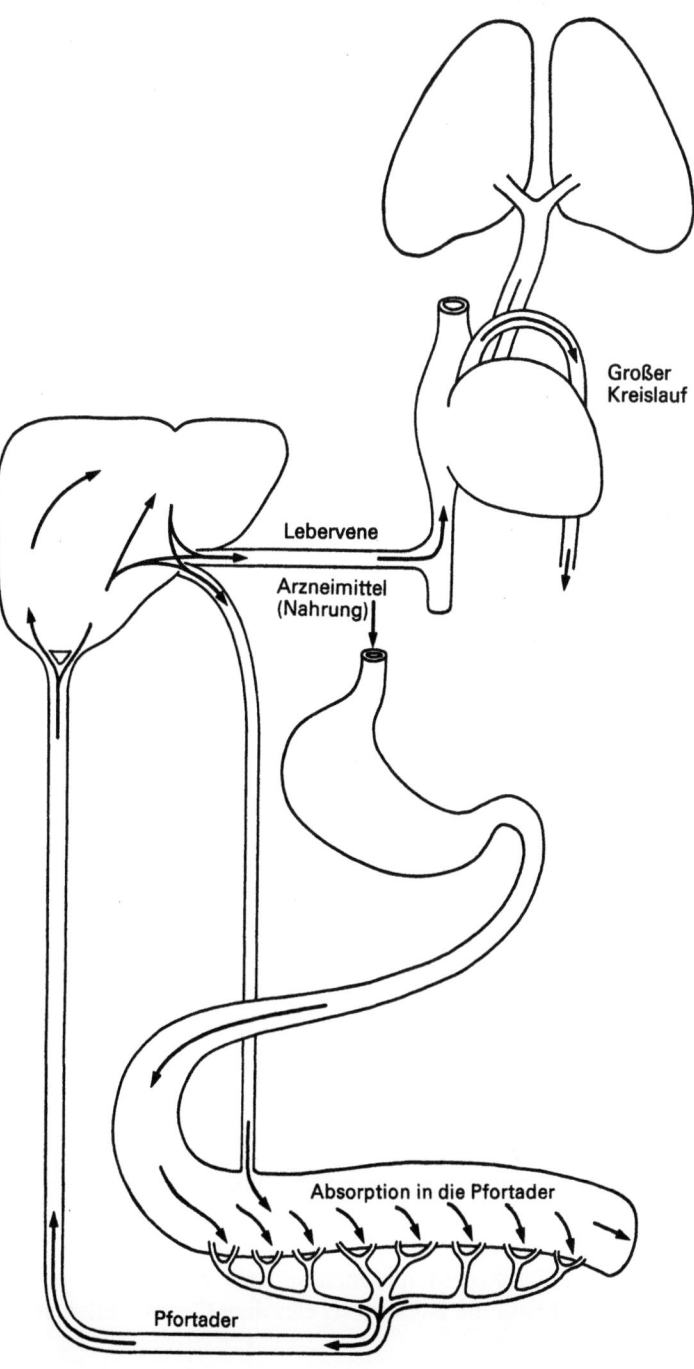

**Penicillin G =
oral unwirksam**

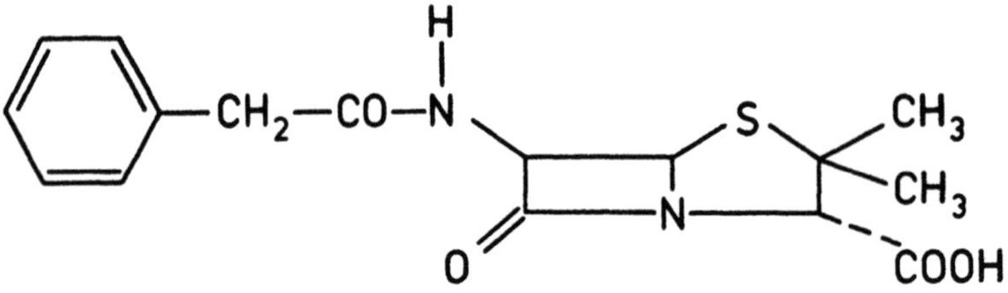

**Penicillin V =
oral wirksam**

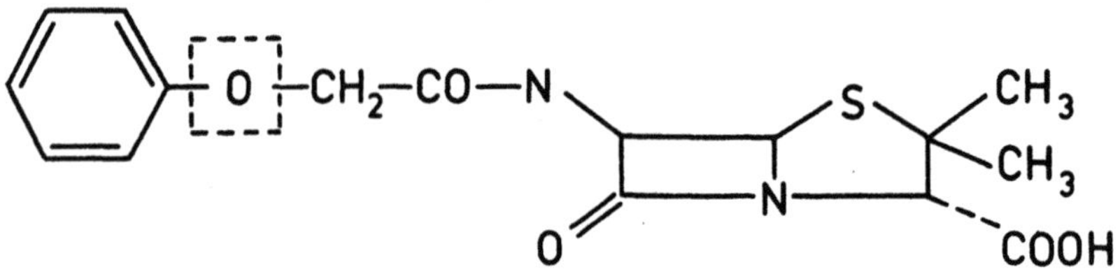

Abb. 5. Bedeutung der chemischen Stabilität eines Arzneistoffes für dessen Wirkung

Am Beispiel des Penicillin G, das oral unwirksam ist, da es im sauren pH des Magens sehr schnell hydrolysiert wird, kann die entscheidende Rolle der chemischen Stabilität eines Stoffes verdeutlicht werden (Abb. 5).

Aufbau einer Membran
Zum besseren Verständnis des *Transportmechanismus'* eines Arzneistoffes durch die Biomembranen soll kurz auf den elementaren Aufbau und die Funktionen der verschiedenen Membranen eingegangen werden.

Aufgabe der Membranen im weitesten Sinne ist es, biologisch sinnvolle, in sich autarke Einheiten, die man als „Kompartimente" bezeichnet, voneinander und gegenüber den umgebenden Medien abzugrenzen (Abb. 6). Im Gegensatz zu den „physiologischen Flüssigkeitskompartimenten" betrachtet man die „pharmakokinetischen Kompartimente" als mathematisch abgrenzbare Räume.

Unter biologischen Membranen versteht man in diesem Zusammenhang also nicht nur die Begrenzung einzelner Gewebezellen, sondern auch

2.2 Pharmakokinetische Phase

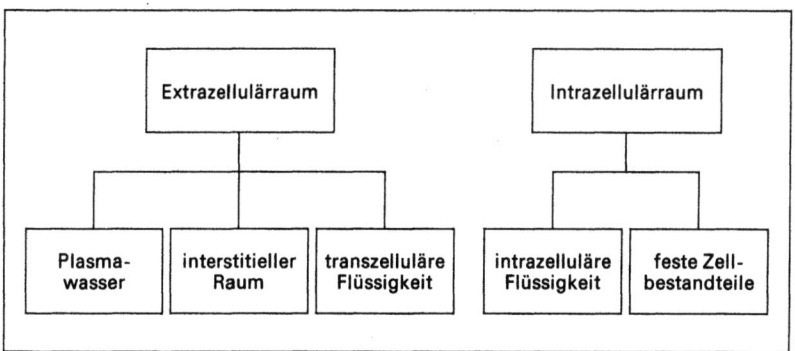

Abb. 6. Physiologische Flüssigkeitskompartimente (nach MUTSCHLER E [59])

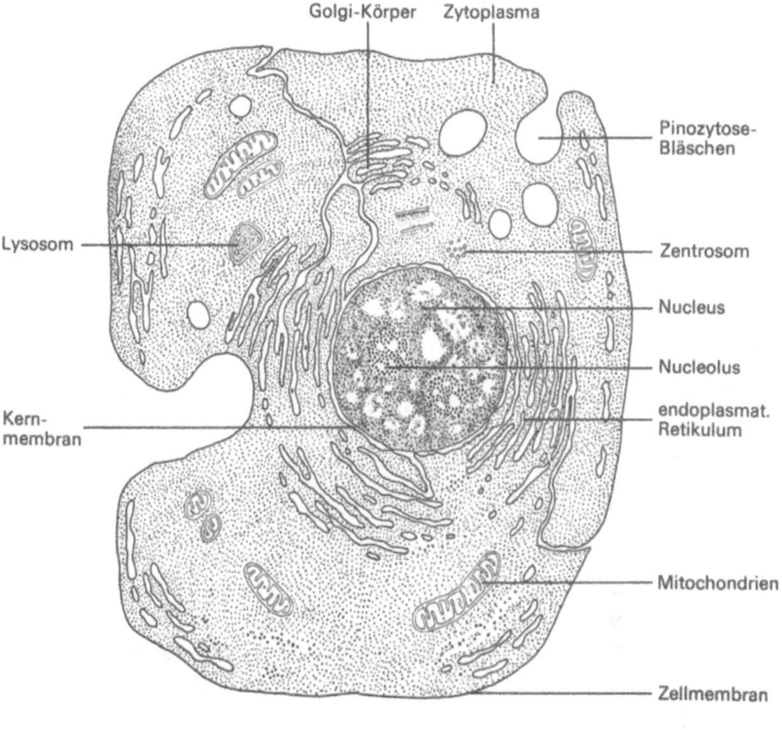

Abb. 7. Schematische Darstellung einer Zelle mit ihren intrazellulären Strukturelementen

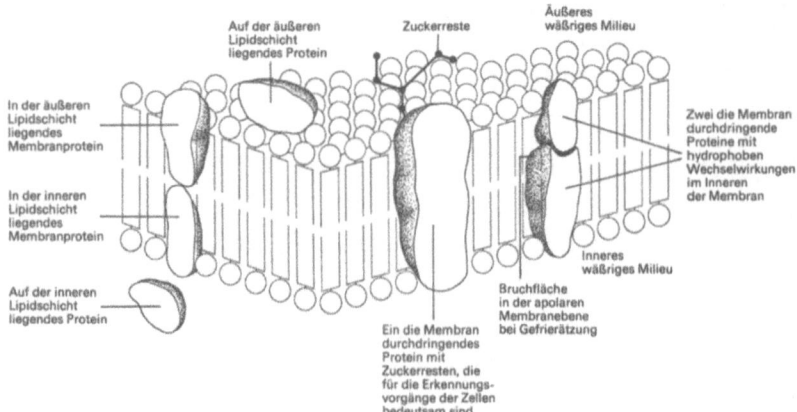

Abb. 8. Flüssiges Mosaik-Modell einer Membran

diejenigen Barrieren, die durch ganze Zellverbände, wie z. B. die Epithelien, gebildet werden und die Umgrenzung intrazellulärer Strukturelemente, wie Mitochondrien, Zellkern, Golgiapparat, dem endoplasmatischen Retikulum usw. (Abb. 7).

Die Zellmembran dient dem Schutz der im Zellinneren befindlichen Strukturelemente und „wacht" als „semipermeabler Zaun" über Art und Ausmaß von ein- und ausströmenden Stoffen, wie z. B. Ionen, Katecholaminen, Zucker oder Fetten und über sogenannte Xenolistika. Dies sind in den Körper gelangte Insektizide, Herbizide, Pharmaka oder Umweltschadstoffe. Darüber hinaus sind Biomembranen aber auch Orte der zellulären Energieumwandlung in den Mitochondrien und die zelluläre Plattform für die Kommunikation mit anderen Zellen innerhalb des Organismus im Sinne einer Signalübertragung. Nach neueren Erkenntnissen besitzen biologische Membranen einen dynamischen Charakter und stellen nicht, wie ursprünglich angenommen, ein statisches System dar.

Chemische Analysen von verschiedenen Membrantypen haben gezeigt, daß diese, unabhängig von ihrer unterschiedlichen Funktion, vor allem aus Proteinen und Lipoiden bestehen. In dem flüssigen Mosaik-Modell einer Membran besteht das tragende Gerüst aus netzförmig angeordneten Proteinen, in dem die Lipoiddoppelschicht und globuläre Proteine, denen spezifische Funktionen zukommen, eingebettet sind (Abb. 8). Der intrazelluläre Raum ist immer durch eine lipophile Zellmembran vom interstitiellen Raum und vom Plasmaraum getrennt.

2.2 Pharmakokinetische Phase

Verteilung eines Arzneistoffes und Transportmechanismen
Man spricht von Verteilung eines Arzneistoffes, wenn dieser aus der Blutbahn aufgrund des Konzentrationsgefälles in das Gewebe übertritt. Die Verteilung eines Arzneistoffes ist von unterschiedlichen Variablen abhängig, wie der Molekülgröße, der Bindung an Plasma und Gewebsproteine, der Löslichkeit und den chemischen Eigenschaften, der Durchblutungsstärke von Geweben und Organen, der Membrandurchlässigkeit und der pH-Differenz zwischen Plasma und Gewebe.

Die Passage von Arzneistoffen durch biologische Membranen erfolgt überwiegend aufgrund unterschiedlicher Konzentrationen an den äußeren und inneren Membranflächen nach dem Gesetz der Diffusion, bis zwischen einem „Kompartiment" mit einer höheren und einem „Kompartiment" mit einer niedrigeren Konzentration ein Ausgleich erreicht wird. Die treibende Kraft für diese Vorgänge ist die Wärmebewegung der Moleküle. Zusätzlich spielen auch Potentialdifferenzen eine Rolle.

Unter Berücksichtigung des Membranaufbaus sind zwei verschiedene passive Transportvorgänge zu unterscheiden:

Wasserlösliche Substanzen von relativ niedrigem Molekulargewicht bis ca. 200, wie z. B. Harnstoff, diffundieren rasch durch Poren, deren hydrophile Oberflächenschicht aus Proteinen besteht. Auf diesem Weg kann auch Wasser leicht die biologischen Membranen durchdringen. Dieser Transportweg kommt jedoch für Arzneistoffe so gut wie nicht in Betracht, da diese im Mittel ein Molekulargewicht von 200–500 haben und in der Mehrzahl nicht wasser-, sondern fettlöslich sind.

Aufgrund der Lipidlöslichkeit können sich Arzneistoffe in der Lipoiddoppelschicht der Membranen lösen und diese dadurch passieren.

Neben diesen passiven Transportvorgängen sind beim Durchtritt durch die Biomembran für einige Arzneistoffe und für viele hydrophile körpereigene Stoffe sogenannte „carriervermittelte" Transportmechanismen von Bedeutung. Auf diese Art und Weise können auch Arzneistoffe, die zu groß für die Porenpassage oder lipidunlöslich sind, transportiert werden. Bei diesen spezifischen Transportprozessen unterscheidet man zwischen einer „erleichterten Diffusion" und einem „aktiven Transport". In beiden Fällen werden die Arzneistoffmoleküle vorübergehend an ein Trägermolekül, vermutlich ein Membranprotein, gebunden, das sich frei in der Membran bewegen kann und damit die Passage des Arzneistoffes durch die lipophile Schicht ins Zellinnere ermöglicht. Nach der Passage löst sich der Stoff wieder von seinem Carrier. Während die „erleichterte Diffusion" nur in Richtung des Konzentrationsgefälles funktioniert, erfolgt der „aktive Transport" auch entgegen einem Konzentrationsgefälle und Potentialgradienten. Dieser Vorgang ist energieabhängig. Durch diesen Transportmechanismus werden verschiedene Zucker, Aminosäuren und Nukleinbasen resorbiert. Einen gleichen Mechanismus nimmt man auch für Arzneistoffe an, die chemisch diesen Substanzen ähnlich sind.

Darüber hinaus gibt es noch die Transportformen der Pinozytose für kleine Flüssigkeitströpfchen und der Phagozytose für Partikel, die in die Zelle aufgenommen werden, indem sich die Oberflächenmembran einstülpt und das extrazelluläre Material vesikulär einschließt. – Bei der Filtration schließlich gelangen die Arzneistoffe nach dem Mechanismus der passiven Diffusion durch zelluläre Lücken (Abb. 9).

Eiweiß-Bindungen eines Arzneistoffes
Arzneistoffmoleküle können im Organismus in gelöster Form als freier, ungebundener Anteil oder aber an Albumin und Globulin sowie an zelluläre Proteine gebunden vorkommen. Albumin und Globulin enthalten die Bindungsstellen des Plasma, während es in der Zelle unter anderem das Hämoglobin, Myoglobin und die Enzyme des endoplasmatischen Retikulums sind.

Die Eiweiß-Bindung ist für Arznei- und andere körperfremde Stoffe, mit Ausnahme der Rezeptorbindung, relativ unspezifisch. Sie ist umso stärker, je größer die Affinität des betreffenden Stoffes zu dem Eiweiß ist.

Die Molekülgröße des Arzneistoff-Protein-Komplexes verhindert den Transport des Arzneistoffes zwischen den physiologischen Kompartimenten. Wie im Schema (Abb. 10) erkennbar, ergibt sich daraus, daß nur das ungebundene Arzneistoffmolekül eine Rezeptorbindung eingehen bzw. ausgeschieden werden kann. Jedoch stehen gebundener und ungebundener Anteil des Arzneistoffes in einem Fließgleichgewicht. D. h., bei Verminderung des ungebundenen Anteils wird Arzneistoff aus der Proteinbindung freigesetzt und damit das Gleichgewicht wieder hergestellt. Diese Vorgänge spielen sich in einer unvorstellbar kurzen Zeit von Millisekunden ab. Aus diesem Grund kann der Umfang des an Plasma-Protein gebundenen Anteils kein alleiniger Maßstab für die Wirksamkeit eines Medikamentes sein.

Ein Arzneistoff kann durch einen anderen Arzneistoff aus seiner Bindung am Plasma-Protein verdrängt werden. Ein solcher Vorgang spielt sich in der Praxis z. B. zwischen der blutgerinnungshemmenden Substanz

Abb. 9. Möglichkeiten des Durchtritts von Substanzen durch eine biologische Membran unter Berücksichtigung des Transportmechanismus. (nach FORTH W, HENSCHEL D, RUMMEL W: Allgemeine und spezielle Pharmakologie, Mannheim 1980 [21])

2.2 Pharmakokinetische Phase

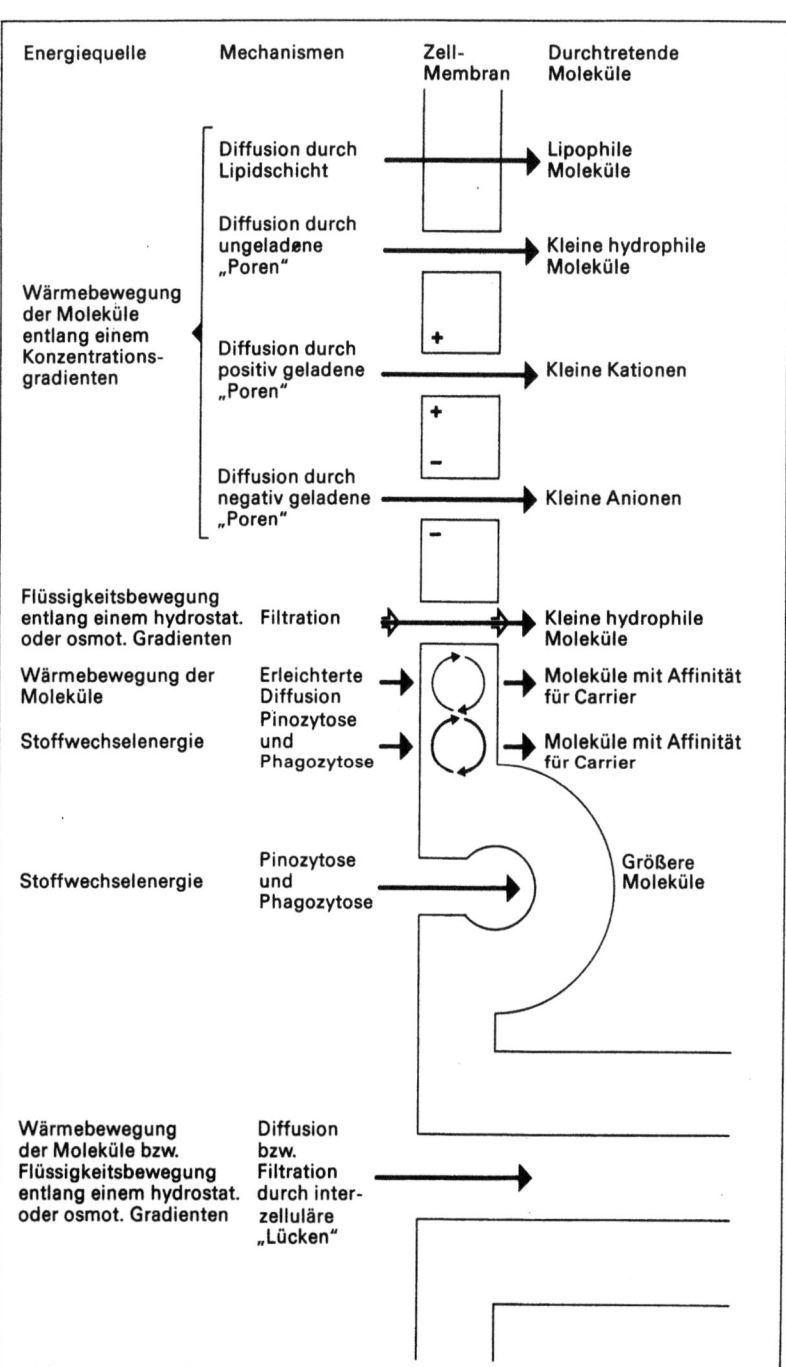

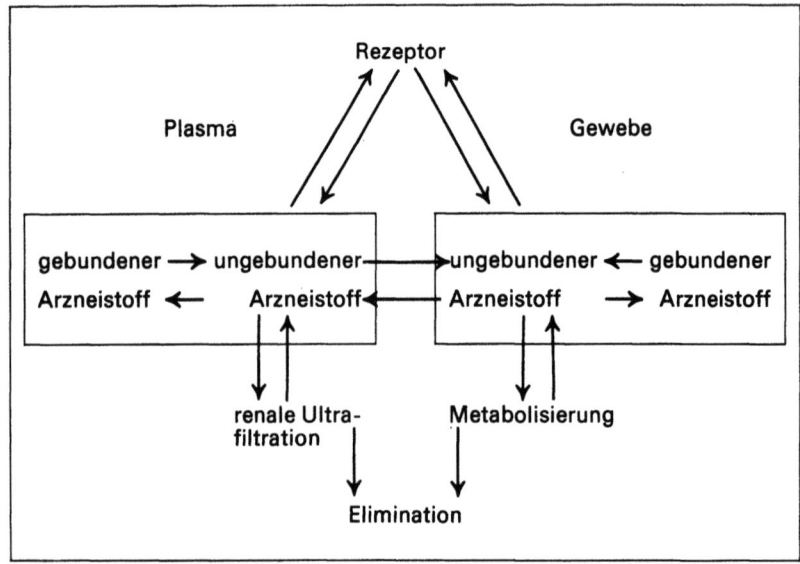

Abb. 10. Schematische Darstellung der Eiweißbindung eines Arzneistoffes

Phenprocoumon (Marcumar) und dem Antirheumatikum Phenylbutazon (Butazolidin) ab. Letzteres verdrängt das Marcumar aus seiner Plasma-Protein-Bindung. Dadurch kann der freie Anteil erheblich ansteigen, wodurch es zu Blutungen kommen kann (s. Kapitel: Arzneimittelnebenwirkungen und Interaktionen, S. 45).

Als Beispiel für den Verdrängungsmechanismus körpereigener Substanzen durch Arzneistoffe sollen Sulfonamide und Salizylate genannt werden, die das proteingebundene Bilirubin im Plasma freisetzen.

Darüber hinaus kann die Arzneistoff-Eiweiß-Bindung aus physiologischen und pathologischen Gründen verändert sein. Beim Neugeborenen ist die Eiweiß-Bindung geringer als beim Erwachsenen, worauf die erhöhte Empfindlichkeit des Neugeborenen gegenüber Arzneimitteln beruhen kann.

Einfluß auf die Eiweißbindung geht auch vom pH-Wert des Plasma aus. So erhöht sich z. B. der ungebundene freie Anteil an Barbituraten bei einer Azidose, weil dadurch der Eiweiß-gebundene Anteil abnimmt. Die Patienten werden dann empfindlicher auf Arzneimittel reagieren.

2.2 Pharmakokinetische Phase

Arzneistoffausscheidung
Die Ausscheidung kann gleichzeitig über Urin, Faeces, Galle, Atemluft, Schweiß, Speichel und Muttermilch erfolgen. In der überwiegenden Zahl der Fälle ist aber nur die renale und die biliäre Ausscheidung von quantitativer Bedeutung, die entweder in unveränderter Form oder als Metabolit erfolgt.

Biotransformation von Arzneistoffen
Unter Biotransformation versteht man jede Umwandlung körperfremder Substanzen durch Stoffwechselgeschehen im Organismus. So werden beispielsweise fettlösliche Arzneistoffe, wie Benzodiazepine (Librium, Valium u. a.), nach der glomerulären Filtration weitgehend rückresorbiert, weil sie die Lipidbarriere des Tubulusepithels rasch passieren können. Die Ausscheidungsgeschwindigkeit dieser lipophilen Arzneistoffe hängt deshalb entscheidend davon ab, wie schnell sie im Organismus, vor allem in der Leber, zu wasserlöslichen Verbindungen transformiert werden.

Nicht alle Arzneistoffe unterliegen jedoch einer Biotransformation, so z. B. Penicillin G. Andere Arzneistoffe werden teils transformiert, teils unverändert ausgeschieden. Ein Beispiel dafür ist Digoxin, welches zu 20% verändert, zu 80% unverändert ausgeschieden wird.

Die Leber als Ort der Biotransformation
Hauptort der Biotransformation ist die Leber (Abb. 11). Biotransformatorische Vorgänge in anderen Organen, wie Darm, Niere, Milz, Muskulatur, Haut oder Blut, sind ihr gegenüber von untergeordneter Bedeutung.

Die starke Durchblutung der Leber: ein Viertel bis ein Drittel des Herzzeitvolumens, ca. 1,5 l pro Minute, sowie das lockere, lückenreiche Endothel der sinusoiden – und die porenreiche Membran der Parenchym-Zellen schaffen Voraussetzungen für einen intensiven Stoffaustausch, der durch das Vorhandensein von zahlreichen Enzymsystemen in der Leber ermöglicht wird. Einige von ihnen liegen als lösliche Proteine im Zellplasma; sie werden als ‚strukturgebundene' Enzyme bezeichnet. Es sind dies z. B. Esterasen, Amidasen und Sulfotransferasen. Die wichtigsten Enzyme für den Abbau von Arzneistoffen sind an Membranstrukturen des endoplasmatischen Retikulums gebunden. Man bezeichnet diese deshalb als ‚strukturgebundene' Enzyme, z. B. Monooxygenasen und Glukuronyltransferasen (Abb. 12).

Beim endoplasmatischen Reticulum handelt es sich um ein System aus verzweigten und netzförmig angeordneten Schläuchen, das zwischen Kern- und Zellmembran liegt. Man unterscheidet das glatte und granuläre

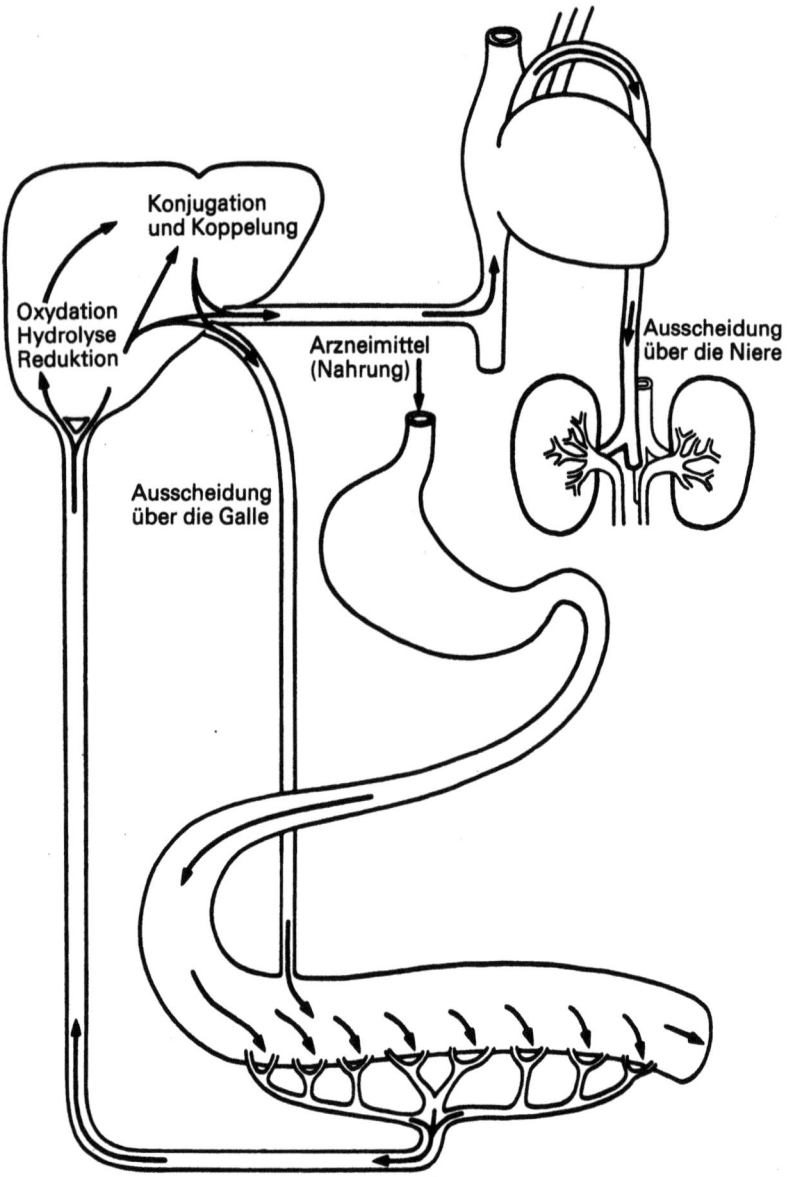

Abb. 11. Schematische Darstellung der Arzneimittel-Absorption aus Magen-Darm-Trakt, Verstoffwechselung und Ausscheidung

2.2 Pharmakokinetische Phase

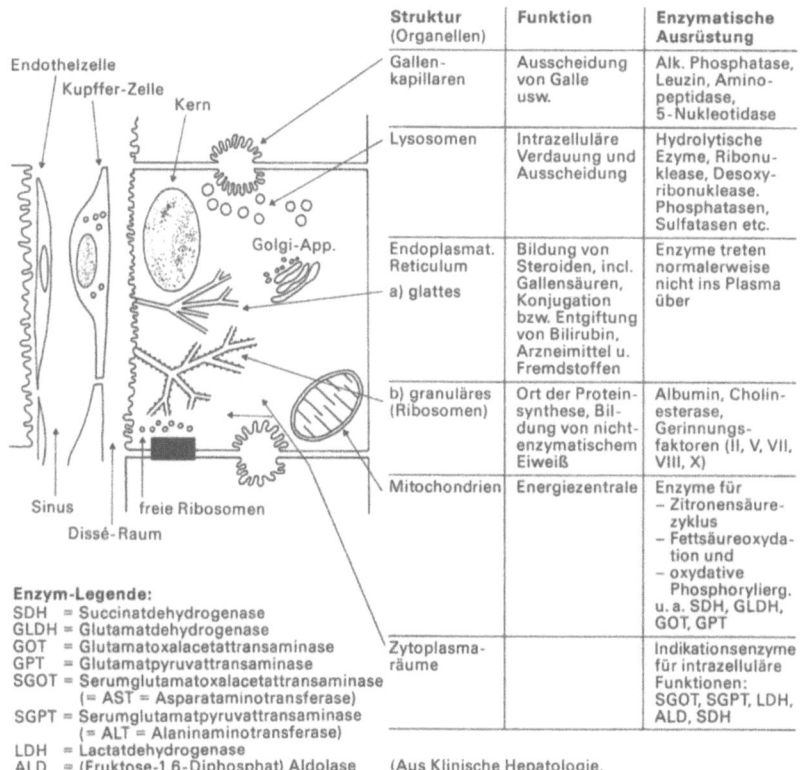

Abb. 12. Lokalisation verschiedener Funktionen der Leberzelle, u. a. Abbau von Arzneistoffen

endoplasmatische Reticulum. Die Granula werden im letzteren als Ribosomen bezeichnet.

Alle diese Enzyme sind weitgehend substratunspezifisch. Neben Arzneimittel- und anderen Fremdstoffen werden durch sie auch körpereigene Stoffe, wie z. B. Steroide, Fettsäuren und Gallensäuren verstoffwechselt. Die Enzyme können nicht unterscheiden, ob die von ihnen ausgelösten Strukturveränderungen für den Organismus nützliche oder schädliche Auswirkungen haben. Sie verändern lediglich die Struktur und damit häufig auch die Wirkung.

Man unterscheidet bei der Biotransformation zwei Arten von chemischen Reaktionen:

- Strukturverändernde Reaktionen = Phase I,
- Konjugationsreaktionen = Phase II.

In der Phase I wird durch strukturverändernde Reaktionen das Arzneimittel selbst verändert. Dieses geschieht durch oxydative Prozesse, aber auch durch Reduktionen oder Hydrolysen. Die größte Bedeutung für die Biotransformation der meisten Pharmaka haben Oxydationsprozesse, durch Enzyme der biologischen Oxydation. Auf diesem Wege werden z. B. Salizylsäure, Nikotin, Barbiturate, Phenazetin, Codein, Papaverin, Histamin, Phenobarbital, Chlorpromazin (Megaphen) und andere Phenothiazine (wie z. B. Taxilan, Atosil, Repeltin) und Imipramin (Tofranil) metabolisiert.

Demgegenüber spielen enzymatische Reduktionen bei der Biotransformation von Pharmaka nur eine untergeordnete Rolle. Als Beispiele seien hierfür genannt: Chloralhydrat, Nitrazepam und Halothan. Durch die nachfolgende Konjugationsreaktion werden die in Phase I gebildeten Metaboliten mit einer körpereigenen Substanz gekoppelt, z. B. mit Glukuronsäuren, Aminosäuren, einem Sulfat, Essigsäuren oder Mercaptursäure-Derivaten, wie z. B. dem Glutathion.

Auf diese Weise wird die Wasserlöslichkeit erhöht, so daß das nunmehr harngängige Konjugat aus dem Körper ausgeschieden werden kann (s. Abb. 11). Da die Konjugationsprodukte fast immer biologisch inaktiv sind, kann man sagen, daß es sich bei diesen Reaktionen um Entgiftungs-Reaktionen handelt.

Gelegentlich wird durch Biotransformation eines Arzneistoffes aber auch erst eine pharmakologisch wirksame Form aufgebaut, wie z. B. Pivampicillin (Berocillin) zu Ampicillin (Binotal). In anderen Fällen, wie z. B. Diazepam (Valium), welches zu Oxazepam (Adumbran) umgewandelt wird, erfolgt lediglich die Bindung eines ebenfalls aktiven Metaboliten, der seinerseits ebenso unverändert, an Glukuronsäure gebunden, ausgeschieden werden kann.

In einigen Fällen kann es durch Biotransformation auch zur Bildung toxischer Formen kommen, z. B. bei der Umwandlung von Phenazetin[1] zu Phenitidin. Die Toxizität von sehr hohen Dosen Paracetamol (Ben-u-ron), die in suizidaler Absicht genommen werden, wird durch Metabolite hervorgerufen, die irreversible Bindungen mit Leberproteinen eingehen [57, 67].

---

[1] Kein Einzelpräparat, nur in einigen Analgetika-Kombinationen heute noch enthalten.

2.2 Pharmakokinetische Phase

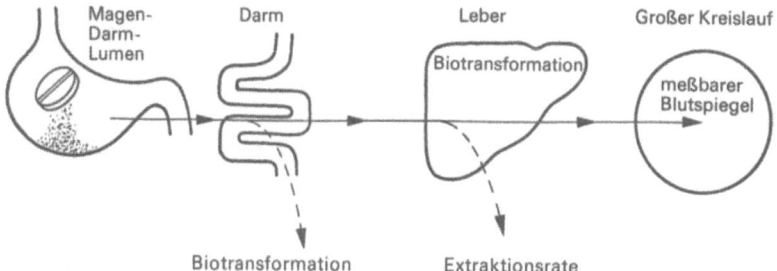

Abb. 13. First-pass-Effekt in schematischer Darstellung

First pass effect/hepatische Extraktion
Nach Aufnahme eines Arzneistoffes in das Mesenterialblut gelangt dieser zuerst über die Pfortader in die Leber und erst danach in den großen Blutkreislauf. Sofern der Arzneistoff metabolisiert wird, findet dieser Vorgang bereits bei dieser ersten Passage durch die Organe Darm und Leber statt. Diesen Vorgang nennt man „first pass effect" (Abb. 13).

Die Folge davon ist, daß nicht der gesamte Anteil des verabreichten Arzneistoffes in den großen Kreislauf gelangt. Damit wird deutlich, daß durch eine weitgehende Biotransformation bei der ersten Magen-Darm-Passage die Bioverfügbarkeit eines Arzneistoffes herabgesetzt wird. Das Ausmaß des first pass effect ist von Leberfunktion, -Durchblutung und den Arzneistoffeigenschaften abhängig. Werden weniger als 30% der gesamten Arzneistoffmenge bei der Erstpassage metabolisiert, spricht man von einer geringen, bei mehr als 60% Metabolisierung von einer hohen Extraktionsrate. So werden z. B. von Antipyrin nur 7% des Medikamentes während einer Passage durch die Leber extrahiert, während es für den Betablocker Propranolol (Dociton) ca. 80% sind. Einen relativ großen first pass effect haben auch das Antiarrhythmikum Lidocain (Xylocain), das Chemotherapeutikum Nitrofurantoin (Furadantin) und Nitroglycerin (Nitrolingual). Aus diesem Grund wirkt Nitroglycerin lingual verabreicht schneller und intensiver.

Enzym-Induktion
Durch eine Reihe von Arzneistoffen kann eine vermehrte Bildung von Enzymen, die an der Biotransformation beteiligt sind, angeregt werden. U. U. können dadurch die Enzymmassen innerhalb weniger Tage über das Doppelte hinaus vermehrt werden, wodurch es in Einzelfällen sogar zu einer faßbaren Lebervergrößerung kommen kann. Durch solch eine Enzym-Induktion wird nicht nur die Abbau-Kapazität und damit die Biotransformationsrate für den Arzneistoff, der die Induktion ausgelöst hat, sondern

möglicherweise auch die anderer Arzneistoffe oder körpereigener Stoffe, wie z. B. die von Steroidhormonen, erhöht. Setzt man den Induktor wieder ab, geht die Abbau-Kapazität in einer unterschiedlichen Zeit, von Tagen bis Wochen, wieder auf das ursprüngliche Niveau zurück.

In der Praxis sind als Enzym-Induktoren folgende Arzneistoffe von Bedeutung: Barbiturate, Phenylbutazon, Rifampicin und Äthyl-Alkohol, sofern dieser regelmäßig genossen wird. Besonders betroffen sind durch diese Arzneistoffe und Alkohol antikoagulative Substanzen der Cumarinreihe, deren Plasmaspiegel so tief absinken kann, daß es aufgrund des wieder ansteigenden Prothrombin-Spiegels zu einem erhöhten Thromboserisiko für die Patienten kommen kann.

Enzym-Inhibition
Hierbei wird durch Arzneistoffe die Synthese der Enzyme gehemmt oder ihr Abbau verstärkt. Durch eine Hemmung der Biotransformationsprozesse kann damit eine Wirkungsverlängerung oder gar -Steigerung anderer Arzneistoffe hervorgerufen werden.

In jüngster Zeit wurde eine Enzym-Inhibition vom Cimetidin (Tagamet) bekannt. Danach beeinflußt Cimetidin den Metabolismus zahlreicher Arzneistoffe, z. B. Antikoagulantien vom Typ des Cumarin (Marcumar), ferner das Diazepam (Valium) und Chlordiazepoxid (Librium), das Theophyllin (Euphyllin) und das Propranolol (Dociton). Die Wirkung dieser Substanzen ist deutlich verlängert. Als Ursache wird eine Hemmung der Cytochrom P 450-abhängigen Oxygenaseaktivität angenommen, die in der menschlichen Leber unter Cimetidin nachgewiesen werden konnte [81].

Eine andere Möglichkeit der Enzym-Inhibition ist dadurch gegeben, daß es zwischen verschiedenen Arzneistoffen zu einer Konkurrenz um die Bindungsstellen an den Enzymen und als Folge davon zu einer kompetitiven Hemmung des Abbaus eines Arzneistoffes kommt. Als Beispiel dafür seien Phenylbutazon (Butazolidin) und Salizylate genannt, die das Tolbutamid (Rastinon) vom Enzym verdrängen und dadurch eine Hypoglykämie provozieren können, weil sich die ungebundene Tolbutamid-Konzentration im Plasma erhöht. Ein gleicher Vorgang kann sich zwischen Phenylbutazon und den Antikoagulantien abspielen, wodurch die Blutungsgefahr erhöht wird.

Biliäre Elimination
Für eine Reihe von Arzneistoffen ist die biliäre Elimination der wichtigste Ausscheidungsweg. Meistens handelt es sich nicht mehr um die chemische Ausgangsverbindung, sondern um ihre Metaboliten. Daraus wird deut-

2.2 Pharmakokinetische Phase

lich, daß der biliären Elimination in vielen Fällen ein oder mehrere Biotransformationsschritte vorausgehen. Voraussetzung für die biliäre Ausscheidung ist ein gewisses Molekulargewicht (< 500) und eine genügend hohe Polarität (z. B. Penicillin, Tetracyclin und Chloramphenicol). Während man über renale Ausscheidungsmechanismen relativ gut Bescheid weiß, ist bei der biliären Ausscheidung noch vieles in der Diskussion.

Mit der Galle gelangen die Stoffe schließlich in den Darm, wo sie rückresorbiert werden können, teilweise allerdings erst nach Umwandlung durch bakterielle Enzyme. So kommt es zum sog. enterohepatischen Kreislauf.

Renale Elimination
Bei der Ausscheidung eines Wirkstoffes oder seiner Metaboliten durch die Niere können drei Vorgänge beteiligt sein:
1. Glomeruläre Filtration,
2. passive Rückresorption,
3. aktive Sekretion.

Die Poren der Glomerulum-Kapillaren sind für niedermolekulare Arzneistoffe durchgängig. Das bedeutet, daß die Arzneistoffkonzentration im Primärharn mit jener im Plasmawasser identisch ist. Wie das Lumen des Verdauungstraktes rechnet man auch den Innenraum der Nephronen nicht mehr zum Körperinneren (Abb. 14), da beide Ausscheidungssysteme in direkter Verbindung mit der Außenwelt stehen. Daraus folgt, daß Arzneistoffe, die nicht mehr aus der Tubulusflüssigkeit rückresorbiert werden, im Urin zur Ausscheidung gelangen.

Die tubuläre Rückresorption von Arzneistoffen geschieht meist durch passive Diffusion. Das Tubulusepithel stellt eine Lipidbarriere dar. Aus diesem Grund muß die Rückresorptionsgröße in direkter Beziehung zum Lipid-Wasser-Verteilungs-Koeffizienten des Arzneistoffes stehen. Für den Diffusionsvorgang ist als treibende Kraft ein Konzentrationsgefälle des gelösten Arzneistoffes zwischen Tubuli und den peritubulären Blutkapillaren notwendig. Der menschliche Organismus filtriert pro Tag etwa 200 Liter Primärharn. Durch Rückgewinnung des Wassers wird das Glomerulumfiltrat auf etwa 1,5 l Urin konzentriert. Damit steigt die Arzneistoff-Konzentration im Harn an, so daß insbesondere lipophile Arzneistoffe aufgrund des Konzentrationsgradienten durch die Lipidmembran des distalen Tubulus in die Blutkapillaren zurückdiffundieren können. Das ist der Grund, warum lipidlösliche Substanzen nur in sehr geringen Mengen im Urin ausgeschieden werden. Viele Arzneistoffe werden erst nach Biotransformation in wasserlösliche Metaboliten auf renalem Wege ausgeschieden.

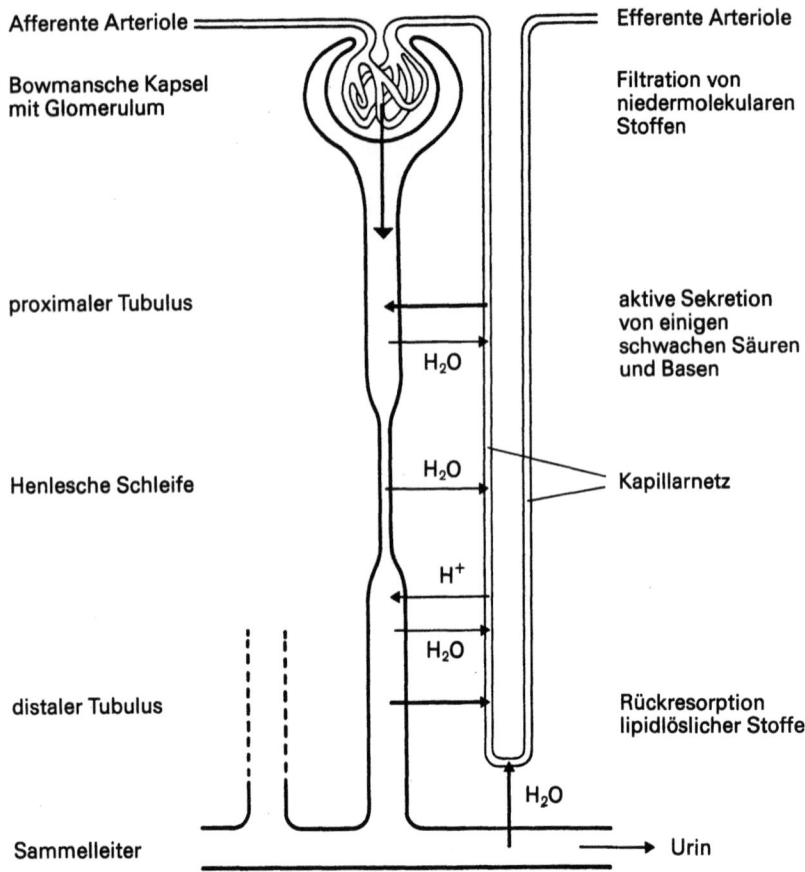

Abb. 14. Schematische Darstellung eines Nephrons mit den wichtigsten Funktionsabläufen, die bei der Ausscheidung von Arzneimitteln von Bedeutung sind

Andere Arzneistoffe werden aktiv durch den Tubulus sezerniert. Hierbei spielt im Gegensatz zur glomerulären Filtration die Bindung an die Plasmaproteine keine Rolle. Sobald nämlich der freie Stoff durch die Trägermoleküle aus dem Plasmawasser entfernt wird, erfolgt eine Dissoziation des an das Plasmaeiweiß gebundenen Arzneistoffes, wodurch ein Gleichgewicht mit dem Plasmawasser aufrechterhalten wird. Bei der tubulären Sekretion ist also der Gesamtplasmaspiegel des Arzneistoffes ausschlaggebend. Der aktive Transport durch die Tubuluszellen ist auf zellu-

2.2 Pharmakokinetische Phase

läre Energie angewiesen und kann damit durch Sauerstoffmangel und Stoffwechselgifte lahmgelegt werden. Dieser Transportmechanismus trifft u. a. für die Penicilline, Diuretika, aber auch für die Salizylsäure zu (s. Kapitel Nierenerkrankungen, S. 75).

Zum Begriff der Clearance

In der Pharmakokinetik wird der Begriff der Clearance verwendet. Man bezeichnet damit *fiktive* Volumeneinheiten, die den betreffenden Arzneistoff enthalten und pro Zeiteinheit durch Ausscheidung des Stoffes über die Niere, die Galle oder via Biotransformation von dem Gehalt an Arzneistoff befreit („geklärt") werden.

Die Ausscheidung über die oben aufgeführten wichtigsten Ausscheidungsorgane, Niere und Leber, setzt voraus, daß der Arzneistoff an die Organe herangebracht wird. Dies geschieht mit dem Blut, das diese Organe durchströmt. Die Menge an Arzneistoff, die durch ein Organ pro Zeiteinheit ausgeschieden werden kann, kann nicht größer sein als der Blutdurchfluß pro Zeiteinheit durch dieses Organ.

- Die *renale* Clearance kann somit maximal 1 400 ml/min. betragen. Physiologisch gesehen, liegt der renalen Clearance glomeruläre Filtration, tubuläre Sekretion sowie tubuläre Reabsorption eines Arzneistoffes zugrunde.
- Die *extrarenale* Clearance – in der Regel durch die Leberdurchblutung begrenzt – kann max. 2 500 ml/min. betragen. Ihr liegen als physiologische Mechanismen Metabolismus bzw. biliäre Exkretion zugrunde.
- Die *totale* Clearance eines Arzneistoffes ist die Summe der renalen und extrarenalen Clearance.

Halbwertszeit

Plasmahalbwertszeit ist diejenige Zeit, in der die Plasmakonzentration eines Arzneistoffes im Körper um die Hälfte abnimmt. Sie ist wichtig für die Dosierung, sagt aber nichts über den erzielten Effekt aus.

Eliminations-Halbwertszeit ist diejenige Zeit, in der die Menge eines Arzneistoffes im Körper um die Hälfte abnimmt.

Effekt-Halbwertszeit ist diejenige Zeit, in der der Effekt eines Arzneistoffes im Körper um die Hälfte abnimmt.

3 Wechselbeziehung von Arzneistoff und Rezeptor

Unter Rezeptoren versteht man spezifische Bindungsstellen sowohl für Wirkstoffe, die dem Körper von außen zugeführt werden, als auch für körpereigene Wirkstoffe, wie z. B. Azetylcholin, Noradrenalin, Serotonin und Steroide. Man betrachtet das Rezeptorensystem als eine funktionelle biologische Einheit und nimmt an, daß die Rezeptoren aus verformbaren Proteinstrukturen bestehen (Abb. 15).

Um einen Arzneimitteleffekt ohne das Vorliegen von speziellen Bindungsstrukturen zu interpretieren, wird der Begriff „Rezeptor" auch in weiterer und weitester Form gebraucht.

Unsere Vorstellungen über die Interaktionen zwischen Arzneistoffmolekül und Rezeptor gehen von der Voraussetzung aus, daß eine bimolekulare Reaktion stattfindet, die dem Massenwirkungsgesetz gehorcht. D. h. daß die Bildung eines Arzneistoffmolekül-Rezeptor-Komplexes proportional der Konzentration der vorhandenen Arzneistoffmoleküle in der Nähe des Rezeptors ist.

Nach der Occupancy-Theorie, die zur Zeit allgemein anerkannt ist, bestimmt das Ausmaß der Rezeptorbesetzung das Ausmaß des Effektes. Auch wenn zwei Arzneistoffe denselben Rezeptortyp im selben Ausmaß

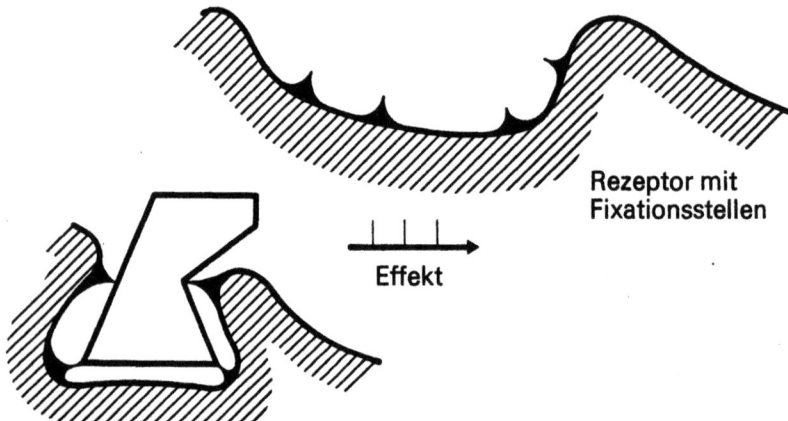

Abb. 15. Rezeptor-Pharmakon-Komplex; Konformationsänderung des Rezeptors und Auslösung eines Effektes, z. B. elektrischer Impulse

besetzen, kann der ausgelöste Effekt unterschiedlich stark sein. Um diese Beobachtung zu erklären, hat man das Konzept der „intrinsic activity" eingeführt. Man definiert intrinsic activity einer Substanz so, daß deren Maximaleffekt mit dem Maximaleffekt einer Standardsubstanz verglichen wird. Demnach ist intrinsic activity ein relatives Maß für die Wirkungsstärke eines Arzneistoffes.

Für die meisten Arzneistoffe ist der eigentliche Mechanismus der Bindungs-Reaktion noch unbekannt. Alle Vorstellungen über die Natur von Rezeptoren wurden bislang nur auf indirektem Wege abgeleitet. Mit am exaktesten ist wohl die Wechselbeziehung zwischen dem körpereigenen Azetylcholin und dem Azetylcholin-Rezeptor untersucht. Daraus konnte man ableiten, daß die chemische Konfiguration – ähnlich der alten Vorstellung von PAUL EHRLICH – wie ein Schlüssel zum Schloß passen muß. Heute hat man die Hypothese, daß die Konfiguration des Rezeptors festgelegt ist, zu Gunsten einer mehr dynamischen Betrachtungsweise, im Sin-

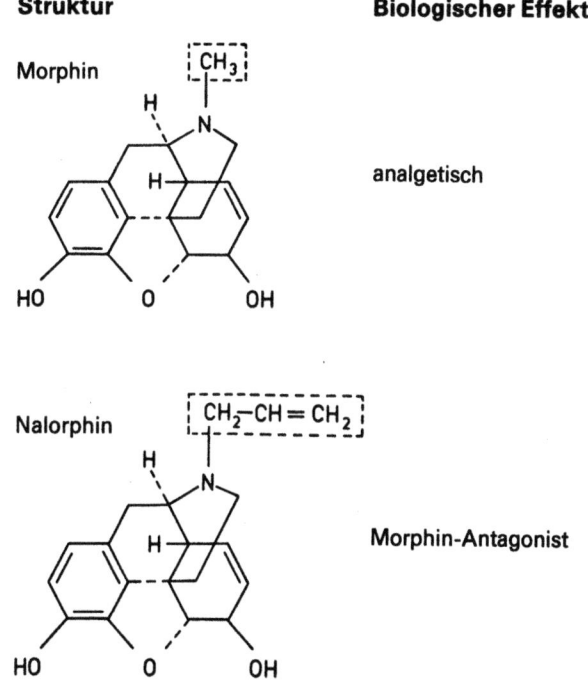

Abb. 16a. Beeinflussung der physiologischen Aktivität durch Änderung der chemischen Struktur

Struktur

Biologischer Effekt

Adrenalin

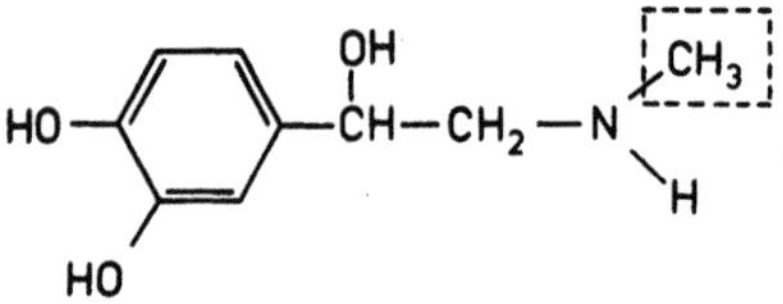

[Strukturformel: HO-, HO- Phenylring -CH(OH)-CH₂-NH-CH₃]

α β
+ +

wirksam an α- und β-Rezeptoren
α blutdrucksteigernd
β_2 positiv inotrope Wirkung am Herzen
β_1 broncholytisch wirksam

Isoprenalin (Aludrin®)

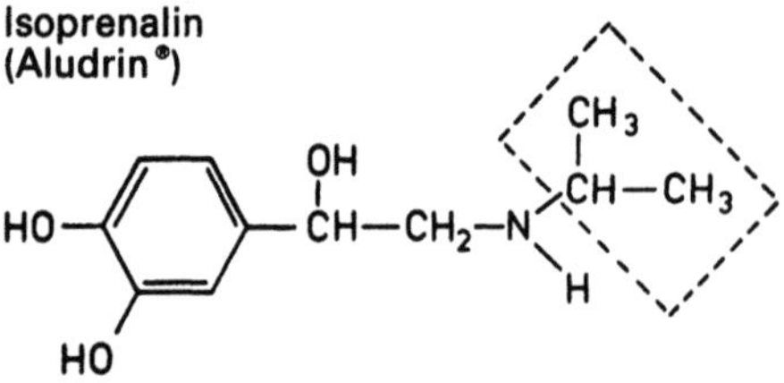

[Strukturformel: HO-, HO- Phenylring -CH(OH)-CH₂-NH-CH(CH₃)₂]

α β
−(+) +

fast ausschließlich an β-Rezeptoren angreifend
blutdrucksteigernde Komponente weitgehend eliminiert
β_2 systolische Wirkung gegenüber Adrenalin unverändert
β_1 broncholytisch wirksam

Clenbuterol (Spiropent®)

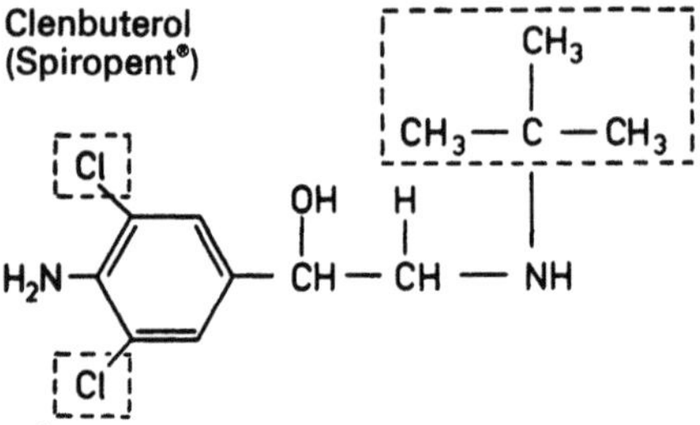

[Strukturformel: H₂N-, Cl-, Cl- Phenylring -CH(OH)-CH(H)-NH-C(CH₃)₃]

α β_1 β_2
− + −

an β_1-Rezeptoren angreifend
gute orale Wirksamkeit, bei entsprechender Dosierung selektiv broncholytisch wirksam und keine Wirkung mehr auf Herz- und Kreislauffunktion.

Abb. 16b. Beeinflussung der physiologischen Aktivität durch Änderung der chemischen Struktur

ne einer Anpassung und Umformung des Rezeptors, modifiziert (s. dazu noch einmal Abb. 15).

Bereits geringfügige Änderungen in der chemischen Struktur können die pharmakologische Wirksamkeit erheblich beeinflussen oder gar abwandeln. Durch Variationen der Art und Anordnung der Substituenten einer Grundstruktur können völlig unterschiedliche Arzneimittelwirkungen erzielt werden, wie aus den Abb. 16a u. b hervorgeht.

3 Wechselbeziehung von Arzneistoff und Rezeptor

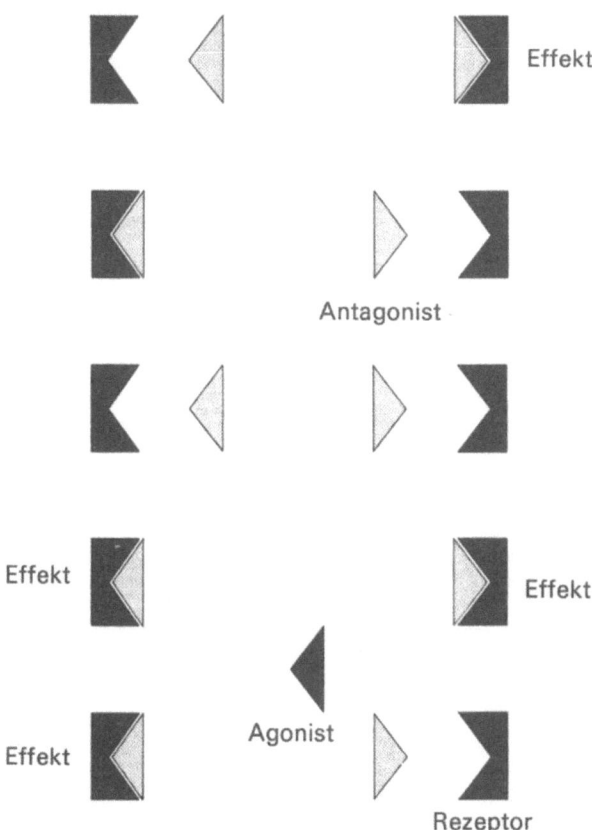

Abb. 17. Kompetitive Hemmung des Rezeptors durch einen kompetitiven Antagonisten

Arzneistoffe mit einer hohen Affinität bei gleichzeitiger geringer oder gar nicht vorhandener intrinsic activity können freie Rezeptoren blockieren und somit die Anlagerung von Agonisten, möglicherweise körpereigener Stoffe, verhindern. Auf einem derartigen Mechanismus beruht die Wirkung der Sympatho- und Parasympatholytika sowie der Antihistamine. Durch die hohe Affinität des Atropins zu den muskarinischen Rezeptoren der parasympathischen Nervenendigungen werden diese bei fehlender intrinsic activity blockiert, so daß der physiologische Mediator Azetylcholin nicht wirksam werden kann. Atropin hat in diesem Fall gegenüber dem Agonisten Azetylcholin eine antagonistische Wirkung entfaltet. Glei-

Histamin

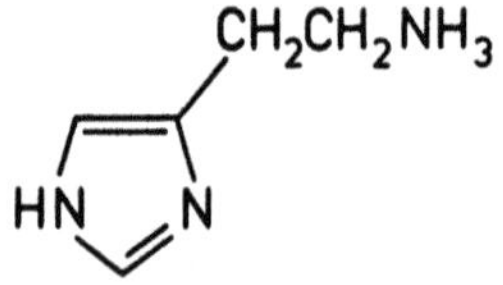

CH₂CH₂NH₃ – imidazole ring (HN–N)

Cimetidin (Tagamet®)

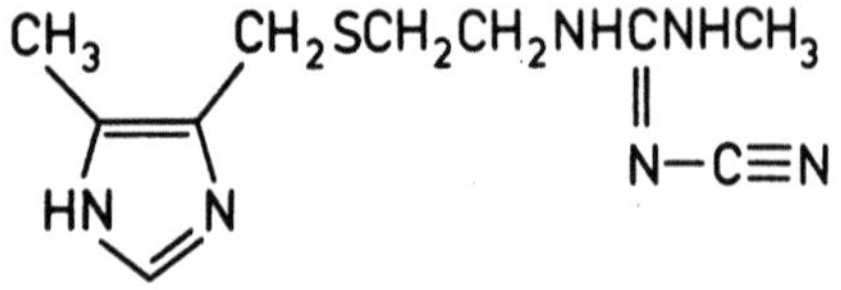

CH₃, CH₂SCH₂CH₂NHCNHCH₃ with =N–C≡N substituent on imidazole (HN–N)

Ranitidin (Zantic®)

(CH₃)₂NCH₂–furan–CH₂SCH₂CH₂NHCNHCH₃ with =CHNO₂

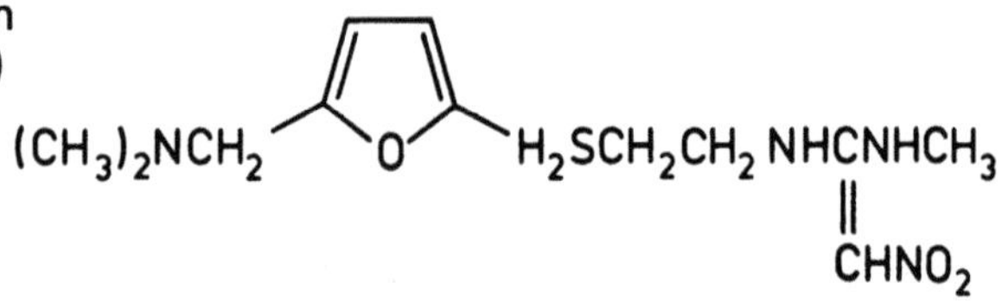

Abb. 18. Beispiele für Arzneimittel mit kompetitiver Hemmung

ches gilt auch für das Pirenzepin (Gastrozepin), welches bei entsprechender Dosierung selektiv muskarine Rezeptoren in der Parietalzelle des Magens blockiert, so daß das Azetylcholin nicht seine säurestimulierende Wirkung entfalten kann.

Als „Antagonisten" bezeichnet man Wirkstoffe, die einen agonistischen Effekt verringern oder ganz verhindern. Der Antagonismus wird nach verschiedenen Hemmtypen unterteilt. Wenn Agonist und Antagonist um die Bindung an demselben Rezeptor konkurrieren, sich also nach den Regeln des Massenwirkungsgesetzes gegenseitig verdrängen können, spricht man von einem „kompetitiven Antagonismus" (Abb. 17). Arzneimittel, die als kompetitive Hemmstoffe wirken, besitzen eine chemische Verwandtschaft zu dem jeweiligen Antagonisten, wie sie zwischen Histamin und Antihistaminika, z. B. den H_2-Blockern vorliegt (Abb. 18).

Bei einer nicht-kompetitiven Hemmung kann die Bindung zwischen Rezeptor und Antagonist nicht nach den Regeln des Massenwirkungsgesetzes aufgehoben werden. Typische nicht-kompetitive Antagonisten sind Papaverin, Hexahydroadiphenin im Spasmo-Cibalgin und das Fencarbamid, einem Bestandteil des Spasmo-Dolviran u. a.

Bei anderen Arzneistoffen setzt sich das Wirkprofil aus einem spezifischen und einem unspezifischen Anteil zusammen, so daß diese Arzneistoffe aufgrund bestimmter physiko-chemischer Eigenschaften zwei verschiedene „Rezeptorensysteme" im Organismus aktivieren können. Ein typisches Beispiel dafür ist die Stoffklasse der β-adrenergen Rezeptorenblocker. Einmal können diese eine spezifische β-sympathikolytische Aktivität durch ihren Antagonismus gegenüber den positiv inotropen und chronotropen Effekten des Adrenalin und Isoprenalin (Aludrin) entfalten. Ihre zweite Wirkung hingegen ist antiarrhythmischer Natur, die auf ihre unspezifische Bindung zurückgeführt werden muß.

Der Effekt von Substanzen, die als chemische Antagonisten wirken, kann formal ebenfalls unter Zugrundelegung des Rezeptormodells interpretiert werden. Als Beispiel sei die Aufhebung der Heparinwirkung durch Protaminsulfat genannt.

Bei der Anwendung eines bestimmten Arzneistoffes am Patienten wird ein sehr komplexes und u. U. uncharakteristisches Erscheinungsbild hervorgerufen. Dies ist durch die unterschiedlichen Funktionen der einzelnen Organe bedingt, auf welchen die Rezeptoren verteilt sind. Darüber hinaus ist bekannt, daß trotz der sogenannten Spezifität Arzneistoffe nicht nur mit einem Rezeptor, sondern mit einer Vielzahl von Rezeptorentypen reagieren. Dadurch können im Organismus unterschiedliche Effekte erzielt werden, die z. T. als Nebenwirkungen empfunden werden [71].

Schließlich sei noch darauf hingewiesen, daß bei kranken Organen die Arzneistoffmolekül-Rezeptor-Wechsel-Beziehung zu quantitativ und qualitativ anderen Wirkungen führen kann als beim gesunden Organ.

4 Unterteilung der Arzneimittel nach Wirkungsart

Die Großzahl der uns heute zur Verfügung stehenden Arzneimittel entfaltet eine *symptomatische* Wirkung, durch die einzelne Krankheits-Symptome beeinflußt werden (Abb. 19).

Als *Substitutionstherapeutika* werden Stoffe bezeichnet, die dem Organismus bei Ausfalls- oder Mangelerkrankungen zugeführt werden müssen.

Die dritte Gruppe bilden die *Kausaltherapeutika*. Aufgrund der antibiotischen Aktivität, die sich gegen Viren, Bakterien, Pilze und Protozoen richtet und bereits bei geringen Dosen zu deren Abtötung oder Wachstumshemmung führt, werden die Antibiotika als solche bezeichnet.

In seltenen Fällen, z.B. bei der Eisenmangelanämie, kann auch eine Substitutionstherapie zur Kausaltherapie werden [76].

Zwischen einer „erzielbaren Wirkung" und einer „erzielbaren Heilung" besteht ein großer Unterschied. Am Beispiel der Psychopharmaka mag das verdeutlicht werden: Weder eine Schizophrenie noch ein depressives Zustandsbild ist durch ein Psychopharmakon heilbar. Dennoch läßt sich mit keiner anderen Medikamentengruppe eine so weitreichende Wirkung

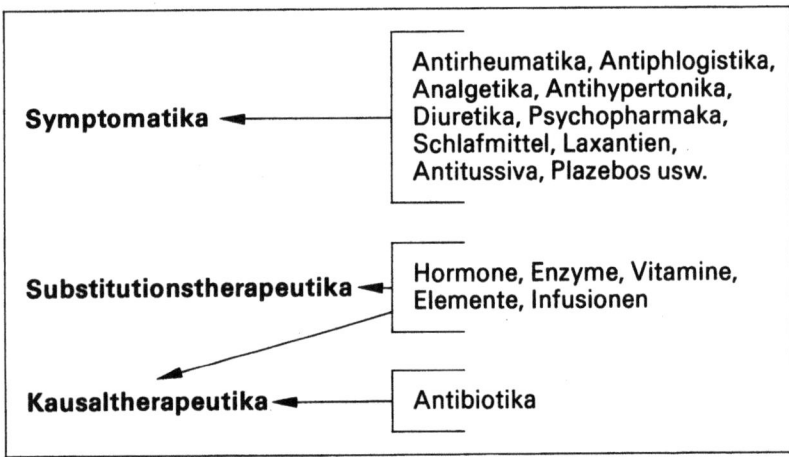

Abb. 19. Wirkprinzipien von Arzneimitteln (H. SCHROEDER [75])

erzielen, die bis in den sozialen Bereich hinein effizient ist. Indem sie die psychotische Symptomatik beseitigen, wirken sie psychisch harmonisierend und regulierend. Durch den therapeutischen Effekt der modernen Psychopharmaka wurde ein therapeutischer Qualitätsumschlag im Sinne einer Humanisierung der Therapie erreicht, indem für die psychisch Kranken an Stelle der Isolation vergangener Zeiten die gesellschaftliche Reintegration möglich wurde [47].

5 Der Placeboeffekt –
Geheimnis der Pharmakotherapie

Das, was als Wirkung eines Arzneimittels imponiert, wird nach D. LAWRENCE von einer ganzen Reihe von Faktoren beeinflußt [41]:
- Pharmakokinetik,
- Pharmakodynamik,
- Rezeptorensensibilität,
- Interaktionen mit anderen Medikamenten,
- Stimmung, Persönlichkeit, Verhalten des Patienten,
- Stimmung, Persönlichkeit, Verhalten des Arztes,
- Aufklärung des Patienten durch den Arzt,
- frühere Erfahrungen des Patienten mit Medikamenten und Arzt,
- Erwartungen des Patienten,
- Soziales Umfeld des Patienten.

Es ist eine unbestrittene Tatsache, daß mit der Verabreichung jedes wirksamen Arzneimittels, gleich welcher Art, auch ein Placeboeffekt verbunden sein kann! SHAPIRO versteht unter einem Placeboeffekt eine unspezifische, psychologische oder psycho-physiologische Reaktion, die objektiv ohne spezifische Wirksamkeit bei der zu Grunde liegenden Erkrankung ist [78].

In der klinischen Forschung definiert PIECHOWIAK „Placebo" als eine Substanz oder eine Maßnahme, die ohne spezifische Wirksamkeit für die getestete Erkrankung ist [65].

Allgemein wird zwischen einem echten Placebo und einem Pseudo-Placebo unterschieden. Als *echtes* Placebo (Placebo verum) bezeichnet man ein „Schein-Medikament", ohne jegliche spezifische pharmakologische Wirkung, z. B. Tabletten aus Stärke oder Milchzucker, Injektionen von physiologischer Kochsalzlösung, farbloser Sirup oder Zäpfchen, die nur aus einer reaktionslosen Suppositorienmasse bestehen. Als *Pseudoplacebo* werden Arzneimittel bezeichnet, die aufgrund der enthaltenen Arzneistoffe zwar eine pharmakologische Wirkung haben, die aber in der gegebenen Situation „nicht indiziert" ist und deshalb nicht als Erklärung herangezogen werden kann. Als Beispiel dafür sei die Gabe steroidaler und nichtsteroidaler Antirheumatika beim Muskel-Rheumatismus genannt, obwohl kein histopathologischer Befund vorhanden ist, oder die Gabe von Antibiotika bei banalen grippalen Infekten.

5 Der Placeboeffekt – Geheimnis der Pharmakotherapie

Schließlich kann, wie bereits eingangs betont, jedes Arzneimittel über seine spezifische pharmakodynamische Wirkung hinaus eine unspezifische Wirkung entfalten, die zu einer Verzerrung der symptomatischen Wirkung in qualitativer und quantitativer Hinsicht führen kann. Besonders problematisch wirkt sich dieses Phänomen bei der Anwendung von Psychopharmaka aus [7].

Ebensowenig wie die Ansprechbarkeit des Patienten auf ein Arzneimittel immer dieselbe sein muß, kann dies auch bei einem Placebo der Fall sein. So kann auch nach Gabe eines Placebos eine Befindensänderung eintreten oder ausbleiben, oder eine positive oder negative Reaktion erfolgen.

Wenngleich der mögliche Placeboeffekt als solcher heute wohl kaum mehr von einem Arzt angezweifelt und von BEECHER sogar als „powerful drug" angesehen wird, so dürfte gemeinhin die Placebowirkung in ihrem vollen Umfang von den meisten Ärzten unterschätzt werden [6].

Nach Ansicht von PIECHOWIAK kann ein Placebo nahezu sämtliche Wirkungen und Nebenwirkungen der gebräuchlichen Pharmaka simulieren und sogar in der Lage sein, die Wirkung potenter Medikamente umzudrehen. Vermutlich, so wird von dem gleichen Autor angenommen, sei der Placeboeffekt die einzige Wirkung, die alle ärztlichen Maßnahmen miteinander verbindet [65].

Z. B. berichten TUCKER [86] über das Auftreten einer Bluteosinophilie, CLEGHORN [10] über eine Veränderung des Serum-Cortison-Spiegels, RINZLER [73] über eine Veränderung der Lipoprotein-Konzentration und SILBER [79] über Ab- oder Zunahme der Säureproduktion.

Nach Ansicht von BEECHER [6], S. WOLF und PINSKY [92] können 25–30% aller Krankheitsbilder und -Symptome durch echte Placebos gebessert werden. Eine positive Beeinflussung folgender Krankheitsbilder und Symptome ist bekannt: Erkältungskrankheiten, Asthma bronchiale, Muskel- und Gelenkerkrankungen, Erkrankungen von Magen und Darm, Hypertonie, Angina pectoris, Schmerzzustände aller Art, Angstzustände, Müdigkeit und Konzentrationsschwäche.

Demgegenüber wurden nach Gabe eines Placebos folgende Nebenwirkungen in der Literatur beschrieben: Schläfrigkeit, Schlaflosigkeit, Appetitlosigkeit, Übelkeit, Zittern, Herzklopfen, Herzschmerzen, Schwindelerscheinungen, Ohnmacht, Erbrechen, Ohrensausen, Sehstörungen, Juckreiz, Kopfschmerzen, Angstzustände, Hautausschlag, Oberbauchbeschwerden, Durchfall, Obstipation und sogar von mehreren Autoren auch über eine psychische Abhängigkeit von Placebos berichtet [65, 75, 66].

Die große Zahl der Wirkungen und Nebenwirkungen, die bei einem echten Placebo auftreten kann, weist aus, daß praktisch jedes Organ oder

Organsystem auf einen Placeboreiz zu reagieren vermag. Von F. ANSCHÜTZ und S. WOLF wurde darauf hingewiesen, daß ein echtes Placebo sogar in seltenen Fällen die Wirkung pharmakologisch potenter Arzneimittel umzukehren vermag [3, 92]. Bleibt in diesem Zusammenhang nur als positiv zu vermerken, daß nach DOONGAJI „die letale Placebodosis bis heute noch unbekannt ist" [16].

Trotz umfangreicher Untersuchungen konnte bisher das Placebo-Phänomen nicht geklärt werden. Lediglich für die Schmerzbeeinflussung durch Placebos bestehen heute in einem gewissen Umfang begründete Vorstellungen über eine mögliche biologische Übermittlung dieses Effektes. LEVINE konnte zeigen, daß die schmerzstillende Wirkung einer Placebo-Medikation offensichtlich nicht auf „Einbildung" beruht, sondern – wie bei den Analgetika durch körpereigene Stoffe – mit sogenannten Endorphinen vermittelt zu werden scheint. Die schmerzstillende Wirkung eines Opiates, z. B. vom Typ des Morphiums, läßt sich durch den Antagonisten Naloxon aufheben. Verabfolgt man Patienten mit starken Schmerzen, von denen man weiß, daß sie auf ein Placebo ansprechen, den Opiat-Antagonisten Naloxon, so wird die schmerzstillende Wirkung des Placebos aufgehoben oder zumindest verringert [44].

Von dem englischen Arzt BALINT wurde auf den „Arzt als Droge" hingewiesen [5]. Es dürfte wohl kaum ein Zweifel darüber bestehen, daß für eine Placebowirkung eine gute Arzt-/Patienten-Beziehung Voraussetzung ist. Der alte Hausarzt, auf den der Patient seine Gefühle, sein Vertrauen und seine Hoffnungen übertrug, in einer Zeit, in der es fast keine wirksamen Arzneimittel gab und das Placebo nahezu die einzig wirksame medikamentöse Therapie war, legt Zeugnis dafür ab.

Der Bonner Internist MARTINI wies als erster darauf hin und belegte, in welchem Ausmaß die Persönlichkeit des Arztes den Erfolg einer Therapie beeinflussen kann [52]. Aus diesem Grund wurde von ihm die Doppelblindprüfung eines Medikamentes entwickelt; sie ist heute in der Bundesrepublik die einzige statthafte Anwendungsmöglichkeit von echten Placebos.

Bei der Doppelblindstudie handelt es sich um eine Untersuchungstechnik im Rahmen der Klinischen Prüfung, bei der weder Patienten noch die ärztlichen Prüfer wissen, ob Testsubstanzen oder Vergleichssubstanzen gegeben werden. Lediglich der nicht unmittelbar an der ärztlichen Therapie beteiligte Prüfungsleiter ist im Besitz des Codeschlüssels, so daß jederzeit notwendige Maßnahmen ergriffen werden können.

Das Interesse an der Untersuchung, der häufige Patienten-Kontakt, die gesteigerte Aufmerksamkeit und das „Warten" auf signifikante Ergebnisse können die therapeutische Situation entscheidend beeinflussen. Möglicherweise liegt in dieser unkontrollierten Forschungsvariablen der Grund dafür, daß Heilerfolge eines Medikamentes einige Jahre nach dessen Zulassung weniger häufig beobachtet werden, als dies in den Einführungsuntersuchungen der Fall war [65].

Inwieweit auch als sogenannter Placeboeffekt die spontane Rückbildung einer üblicherweise kurz andauernden Krankheits-Symptomatik in Frage kommt, ist sehr schwer abschätzbar. Mit Recht weist PIECHOWIAK darauf hin, daß aufgrund des omnipräsenten medizinisch-pharmakologischen Eingreifens uns eine genaue Kenntnis des „normalen", „natürlichen" Krankheitsverlaufes vieler banaler Krankheiten fehlt [65].

Dennoch wäre es sicher falsch, wollte man den Placeboeffekt als „Einbildung" abtun oder Patienten mit irgendwelchen Organsymptomen als „hysterisch" bezeichnen, nur weil sie auf eine Placebo- oder Pseudo-Placebo-Therapie positiv reagieren. Der Mensch besteht nicht nur aus Organen, die man zwar einzeln in ihrer Funktion erlernen, betrachten und erforschen kann, sondern bildet einen Gesamtorganismus, dessen Steuerungsmechanismus zahlreichen Einflüssen ausgesetzt ist.

Mit Recht wendet sich der Marburger Physiologe HENSEL gegen die dualistische Betrachtungsweise von Soma und Psyche. Nach seinem Dafürhalten ist der Leib etwas, was immer in unmittelbarer Beziehung zum Seelischen stehen muß. HENSEL glaubt, daß nur durch die einseitige und falsche Betrachtungsweise, wie sie angestellt wird, wenn man nach Ausschluß aller Organbefunde das übrigbleibende Krankheitsgeschehen dem Psychischen zuordnet, dieser falsche Eindruck erweckt wird [30].

Der Pharmakologe und Gesundheitspolitiker FÜLGRAFF stellt fest, daß die dualistische Betrachtungsweise, die Leib und Seele voneinander trennen möchte, aufgrund unseres einseitig naturwissenschaftlichen Ausbildungssystems in der Denkschule unserer Medizin nach wie vor ein starkes Element darstellt. Wenn wir akzeptieren, daß Medizin nicht nur auf Naturwissenschaften basiert, sondern zu gleichen Teilen auch Geistes- und Sozialwissenschaft ist, dann sollte der Schritt doch nicht so weit sein, zu erkennen, daß nicht ein Organ, sondern der Mensch krank ist und daß es Interaktionen zwischen dem seelischen und körperlichen Bereich gibt [22].

6 Kontrollierte klinische Prüfung von Arzneimitteln

Auf die Tatsache, daß die Arzneimitteltherapie nur eine unter anderen möglichen Strategien zur Behandlung von Erkrankungen und Verminderung von Symptomen sei, wurde bereits im Abschnitt über Placebo-Gaben eingegangen. Ziel der klinischen Prüfung ist es, den Anteil des therapeutischen Effektes, der auf das angewendete Mittel zurückzuführen ist, von anderen Effekten abzugrenzen.

Nach den Ausführungen des vorangegangenen Kapitels, in welchem der Weg des Arzneistoffmoleküls von der Applikation bis zur Bindung an den Rezeptor verfolgt wird, muß man eine Wirkung, entsprechend dem Ausmaß, in dem die Rezeptoren besetzt sind, erwarten. Jedoch sind die Verhältnisse in vitro, d. h. beim Experimentieren mit Organen oder Organteilen von Tieren, übersichtlicher und die beobachteten Effekte einfacher zu interpretieren, als es die Summe der Wirkungen nach Anwendung am Menschen sein kann. Ursache dafür ist einmal das Vorhandensein von Rezeptoren in verschiedenen Organen und die daraus folgenden, nicht immer in eine Richtung zielenden Effekte und zum anderen mögliche Gegenregulationen. Ferner spielt in der Summe der Wirkungen, die der Gabe eines Arzneimittels folgen, die Applikation des Stoffes im Sinne einer Placebowirkung eine wichtige Rolle.

Um sicherzustellen, daß eine Substanz, die in vitro, bzw im Tierversuch Eigenschaften gezeigt hat, die sie zum therapeutischen Einsatz geeignet erscheinen läßt, auch tatsächlich therapeutisch wirksam ist und eine vernünftige Nutzen-/Risiko-Relation aufweist, muß eine klinische Prüfung vorgenommen werden.

Eine klinische Prüfung darf nur dann durchgeführt werden, wenn die Ergebnisse der präklinischen Prüfung erkennen lassen, daß die Substanz besser oder zumindest gleichwertig im Vergleich zu eingeführten Arzneimitteln wirkt.

6.1 Ablauf der klinischen Prüfung

In der *vorklinischen* Prüfung werden Substanzen auf pharmakologische Wirkungen hin untersucht (pharmakologisches Profil) und toxikologisch getestet (toxikologisches Profil) [25]. Sind die Ergebnisse für die Substanz günstig, kann die klinische Prüfung folgen. Eine häufig benutzte Einteilung der zeitlich hintereinander geschalteten Phasen der klinischen Prüfung ist die von der FDA vorgeschlagene Klassifizierung. Man unterscheidet danach (s. auch Tabelle 1):

- *Phase I:* Prüfung an gesunden Probanden (Erstanwendung am Menschen).

- *Phase II:* Erprobung des Arzneimittels an Patienten, von denen man annimmt, daß die neue Substanz eine therapeutische Wirksamkeit zeigen wird (gezielte Wirksamkeits- und Dosisabklärung beim Kranken).

Tabelle 1. Übersicht über die zeitliche Gliederung klinischer Arzneimittelprüfungen [90]

Phase	Untersuchungsziel	Untersuchte Personen	Anzahl
I	Verträglichkeit Pharmakodynamik Orientierende pharmakokinetische Untersuchungen	Gesunde Probanden (Patienten)	10 – 20
II	Therapeutische Wirksamkeit Interaktionen mit anderen Arzneimitteln und Alkohol Beeinträchtigung der Arbeits- und Verkehrsfähigkeit Kontraindikationen	Patienten	100 – 200
III	Therapeutische Studien an größeren Patientenkollektiven Vervollständigung der Information zur Pharmakokinetik Stoffwechsel	Patienten	Mehrere hundert
IV	Langzeitüberwachung (seltene unerwünschte Wirkungen) Langzeiterfahrung (therapeutische Bewertung, neue Indikationen)	Patienten	

- *Phase III:* Ausweitung der Untersuchung an Patienten, wobei auf spezielle Fragen im einzelnen eingegangen werden kann. Durch die größere Anzahl von Patienten ist es möglich, auch relativ seltene unerwünschte Arzneimittelwirkungen beobachten zu können.
- *Phase IV:* Weitere wissenschaftliche Betreuung und Überwachung des Arzneimittels nach erfolgter Registrierung und Einführung.

Phase I-Prüfung: Ziele der Untersuchung der Phase I-Prüfung sind Angaben über die Verträglichkeit der Substanz, die Ermittlung pharmakokinetischer Daten sowie eine Orientierung über pharmakodynamische Effekte am Menschen, soweit dies bei Gesunden möglich ist. Es gibt jedoch auch Substanzgruppen, bei denen sich Anwendungen am Gesunden verbieten, z. B. Zytostatika. In diesen Fällen werden Phase I-Prüfungen am Patienten ausgeführt.

Phase II-Prüfung: Ziel der Phase II-Untersuchung ist es, das in Phase I am Menschen bereits angewendete potentielle Arzneimittel bei Patienten zu erproben, bei denen anzunehmen ist, daß das neue Mittel mit Erfolg eingesetzt werden kann. Zusätzlich wird weiterhin beobachtet, ob und welche unerwünschten Wirkungen bei Gabe dieses potentiellen Arzneimittels auftreten und in welcher Häufigkeit dies vorkommt (Tabelle 2).

Phase III-Prüfung: Mehrere Untersuchungsziele können für die Phase III-Prüfung eines potentiellen neuen Arzneimittels formuliert werden. So werden in dieser Phase Prüfungen im Vergleich zu anderen Medikamenten in

Tabelle 2. Ausschluß eines Effektes in Abhängigkeit von der Zahl der Beobachtungen [90]

Kein Effekt beobachtet bei einem untersuchten Kollektiv von	Ereignis (unerwünschte Wirkung) kann trotzdem vorkommen bei
10	1 von 3 Patienten
40	1 von 10 Patienten
100	1 von 20 Patienten
450	1 von 100 Patienten
1 000	1 von 200 Patienten
10 000	1 von 2 000 Patienten

größerem Umfang durchgeführt und bei notwendiger chronischer Anwendung des zu prüfenden Medikamentes Langzeitversuche ausgeführt. Ferner soll die Inzidenz von unerwünschten Arzneiwirkungen in einem größeren Kollektiv überprüft werden. Auch können Patientengruppen, bei denen die Behandlung besonders gut bzw. nicht anspricht, herausgefunden werden. Wegen der großen Anzahl von Patienten, die zur Abklärung der genannten Fragen notwendig sind, werden in diesem Prüfungsabschnitt oft multizentrische Studien notwendig. Bei entsprechender Indikation des zu prüfenden Arzneimittels können und müssen zusätzlich zu stationären auch ambulante Patienten in die Prüfung mit einbezogen werden.

Phase IV-Prüfungen: Die zur Zulassung notwendigen klinisch-pharmakologischen und therapeutischen Befunde aus den Untersuchungen der Phasen I–III reichen nur selten aus, um die Einstufung eines neuen Arzneimittels innerhalb aller vorhandenen Arzneimittel des gleichen Indikationsbereiches exakt vornehmen zu können. Zusätzliche Untersuchungsergebnisse aus langfristiger kritischer Überwachung, also kontrollierter Langzeituntersuchung, sind hierzu notwendig. Durch diese Untersuchungen sollen zusätzliche Informationen hinsichtlich der therapeutischen Wirkung als auch des therapeutischen Risikos gewonnen werden. Gelegentlich kann es vorkommen, daß sich bei breiterer Anwendung des Medikamentes nach der Zulassung eine neue Indikationsstellung für ein Arzneimittel ergibt, die dann wesentlich gewichtiger ist als diejenige, die bei der Zulassung angegeben wurde. Als Beispiel soll hier das Schlafmittel Thalidomid angeführt werden, das als Schlafmittel aufgrund seiner bei Schwangeren Mißbildungen auslösenden Potenz nicht mehr gebraucht wird. Jedoch hat dieses Medikament Eingang in die Behandlung der Lepra gefunden.

6.2 Beweisführung in der Arzneimittelprüfung [8, 23, 43]

Die Beobachtung eines Effektes, welcher der Gabe eines Arzneimittels folgt, wird oft als Beweis für die Wirksamkeit eines Arzneimittels herangezogen. Aus den Ausführungen über die Placebobehandlung (s. S.34) geht jedoch hervor, daß ein Effekt nicht immer einem Arzneimittel zugeschrieben werden kann, sondern daß sich die Auslösung eines Effektes aus vielen Komponenten zusammensetzt. Deswegen kann die unkontrollierte Beobachtung eines Effektes, der in zeitlichem Zusammenhang mit der

Gabe eines Arzneimittels auftritt, nicht als Beweis für die Wirksamkeit eines Arzneimittels herangezogen werden. Der Wert von Einzelbeobachtungen und Kasuistiken besteht jedoch darin, als Grundlage für die Formulierung einer Arbeitshypothese über die Wirksamkeit eines Arzneimittels zu dienen. Erst das Ergebnis einer geplanten Studie kann zeigen, ob diese Hypothese richtig oder falsch war.

Für die Planung einer Arzneimittelprüfung ist die Tatsache wichtig, daß eine Beweisführung nur durch Vergleich möglich ist. Der Vergleich kann intraindividuell geführt werden, d. h. eine Anwendung des Medikamentes im Vergleich zu einer anderen Behandlung kann am gleichen Patienten vorgenommen werden, wobei jedoch vorausgesetzt wird, daß es sich um ein Krankheitsbild mit relativ stabilem Verlauf handelt. Häufiger wird der Vergleich interindividuell durchgeführt, wobei vorausgesetzt wird, daß eine Vergleichbarkeit der verschiedenen, in den Versuch einbezogenen Patienten vorliegt.

Die Untersuchung auf Wirksamkeit des zu prüfenden Arzneimittels kann gegen Placebo oder gegen eine Standardtherapie vorgenommen werden. Die Prüfung gegen Placebo ist im Prinzip aussagekräftiger, jedoch ist sie aus ethischen Gründen nicht immer möglich. In diesem Falle wird die Untersuchung der zu prüfenden Substanz im Vergleich zu einer Standardtherapie vorgenommen. Hierbei kann es durchaus vorkommen, daß kein Unterschied zur Standardbehandlung beobachtet wird. Daraus zu schließen, daß die Prüfsubstanz der Standardtherapie gleichwertig ist, kann aus statistischen Gründen (Fehler 2. Art) ein Trugschluß sein.

Vor Beginn einer solchen therapeutischen Studie muß festgelegt sein, welche Kriterien für die Wirksamkeit gewertet werden sollen. Dabei dürfen nicht alle pharmakodynamischen Effekte, die das potentielle Arzneimittel erzeugt, gewertet werden, sondern nur die Symptome, deretwegen der Patient behandelt wird. Beispiel: Verringerung der Tachykardie unter Isoprenalin (Aludrin) nach Betablockade ist zwar eine pharmakologische Wirkung, jedoch kein guter Meßparameter für die Frage, ob die Behandlung mit einem Betablocker in der Lage ist, einen erhöhten Blutdruck in den Normbereich zu senken.

Wesentlich ist fernerhin, genau festzulegen, welche Patienten in die Studie einbezogen werden und welche Patienten nicht einbezogen werden sollen. Hinsichtlich der Prüfanordnung existieren verschiedene Varianten, die sich in der Sicherheit der Aussage voneinander unterscheiden:

1. eine *offene Versuchsanordnung,* bei der Prüfer, behandelnder Arzt und Patient über den gesamten Versuchsablauf und die Therapie informiert sind. Diese Form der Untersuchung kann durchaus korrekte Ergebnisse liefern, und zwar dann, wenn objektive, sonstigen Einflüssen entzogene

Parameter zur Verfügung stehen, um die Wirksamkeit des Arzneimittels festzustellen.
2. *Blind-Techniken:* Hierbei unterscheidet man den einfachen Blind-Versuch, bei dem lediglich der Patient nicht darüber informiert ist, welche Art von Behandlung er erhält. Diese Versuchsanordnung kann nur dann ausgeführt werden, wenn die Kriterien der Wirksamkeit nur sogenannte harte Daten darstellen. Wird die Untersuchung als doppelter Blind-Versuch durchgeführt, sind Patient und Arzt nicht darüber informiert, welche Art von Behandlung ausgeführt wird. Dabei ist auch die Benützung sogenannter weicher Kriterien möglich.

Andere Prüfanordnungen als die hier aufgeführten prospektiven Studien sind von zweifelhaftem Wert, soweit es sich um Therapiestudien handelt.

Retrospektive Untersuchungen werden gelegentlich angewendet, um unerwünschte Wirkungen, die einem Medikament zugeschrieben werden, zu erfassen. Diese Untersuchungen werden in Form der Fallkontroll-Studie ausgeführt. Dabei werden einem Patienten mit einem Symptom, von dem vermutet wird, daß es als unerwünschte Wirkung eines Arzneimittels auftreten kann, ein oder mehrere Patienten ohne ein solches Symptom, aber mit sonst vergleichbaren Daten, gegenübergestellt. Anschließend werden von diesen Patienten von einem Untersucher, der nicht weiß, ob es sich um Kontroll-Patienten oder um den Patienten mit dem betreffenden Symptom handelt, anhand der Krankengeschichten retrospektiv die Medikamentenanamnesen erhoben.

6.3 Biometrische Auswertung

Die biometrische Auswertung der erfaßten Daten ist notwendig, um aus den in den Untersuchungen anfallenden Roh-Daten entsprechende Schlüsse ziehen zu können. In der statistischen Untersuchung wird die Frage geprüft, ob das Medikament einen anderen Effekt hat, als der Effekt in der Vergleichsgruppe. Diese Aussage kann mit einer gewissen Irrtumswahrscheinlichkeit gemacht werden.

Die Interpretation der Ergebnisse einer klinischen Prüfung muß jedoch klinisch erfolgen. Eine statistisch mit einer Irrtumswahrscheinlichkeit von 5% zu sichernde längere Schlafdauer nach Gabe eines Schlafmittels B gegenüber einem Schlafmittel A bedeutet zwar ein statistisch relevantes Ergebnis. Ob dieses statistisch relevante Ergebnis auch klinisch relevant ist, muß aufgrund der Analyse der Werte als solche beantwortet werden. Findet sich eine Verlängerung der Schlafdauer von 4 Stunden auf 4 Stunden und 10 Minuten, wird man dies klinisch anders beurteilen, als wenn eine Verlängerung der Schlafdauer von 4 Stunden auf 8 Stunden vorläge. Dieses Beispiel soll andeuten, daß auch bei Vorliegen statistisch signifikanter Ergebnisse die Frage nach der klinischen Relevanz dieser Ergebnisse nicht beantwortet ist. Jedoch ist es möglich, sich aufgrund der in einer kontrollierten klinischen Prüfung erhobenen Befunde ein eigenes Urteil über die Wertigkeit des betreffenden neuen Arzneimittels zu bilden.

Die rechtliche Zulässigkeit und Probleme der ärztlichen Verantwortung bei der Durchführung von kontrollierten Studien sind Gegenstand juristischer und ärztlicher Diskussionen [8, 9, 32, 83].

7 Arzneimittelnebenwirkungen und -interaktionen

In den vorangegangenen Abschnitten wurde der Weg eines Medikamentes von der Gabe bis zur Wirkung verfolgt. Es wurde dabei deutlich gemacht, daß der Arzneistoff sich nicht nur in die Organe, Organstrukturen, Zellen und Zell-Organellen verteilt, durch die die therapeutische Wirkung vermittelt wird, sondern auch in andere Organe, Organstrukturen, Zellen und Zell-Organellen, die *nicht* mit der Arzneistoff-Wirkung verbunden sind. Zum größeren Teil ergibt sich aus der Verteilung, z. B. einer reversiblen Bindung an Muskelproteine, keine Wirkung. In einem kleineren Teil der Fälle werden neben erwünschten jedoch auch unerwünschte Wirkungen die Folge der Verteilung des Arzneistoffes sein.

Unter Arzneimittelnebenwirkung verstehen wir jede einer Arzneimittelgabe folgende *unerwünschte Reaktion,* wenn das Arzneimittel in therapeutisch üblicher Dosierung gegeben wurde. Wird das Arzneimittel in höherer als üblicher Dosierung gegeben und resultiert dadurch eine unerwünschte Reaktion, handelt es sich um eine *Überdosierung.* Die Grenzen zwischen unerwünschter Reaktion und Überdosierung sind fließend.

Man unterscheidet *toxische* von allergischen unerwünschten Wirkungen. Toxische Wirkungen können ausgelöst werden, wenn bereits die therapeutische Dosis so hoch gewählt werden muß, daß unerwünschte Erscheinungen auftreten. Beispiele hierfür sind die toxischen Wirkungen von Digitalis-Glykosiden oder die toxischen Wirkungen einer Zytostatika-Therapie.

In Abb. 20 ist die Dosis-Effekt-Beziehung eines Arzneimittels für den erwünschten therapeutischen und den unerwünschten Effekt dargestellt. Es handelt sich hierbei um Arzneimittel mit großer therapeutischer Breite, z. B. Penicilline. Demgegenübergestellt ist in Abb. 21 ein Arzneimittel, bei dem ab einer gewissen Dosis mit Erhöhung derselben die Anzahl der unerwünschten Wirkungen sprunghaft wächst. Beispielsweise gilt die Gabe von Hydralazin[1] und Dihydralazin (Nepresol) bis zu einer Dosis von 200 mg als sicher nebenwirkungsfrei, während bei einer höheren Dosierung von Lupus erythematodes-ähnlichen Bildern berichtet wird.

Die Dosis-Effekt-Beziehung kann durch eine beim Patienten bestehende Erkrankung modifiziert werden. LEWIS et al. [45] gaben an, daß uner-

---

[1] Kein Handelspräparat in Deutschland.

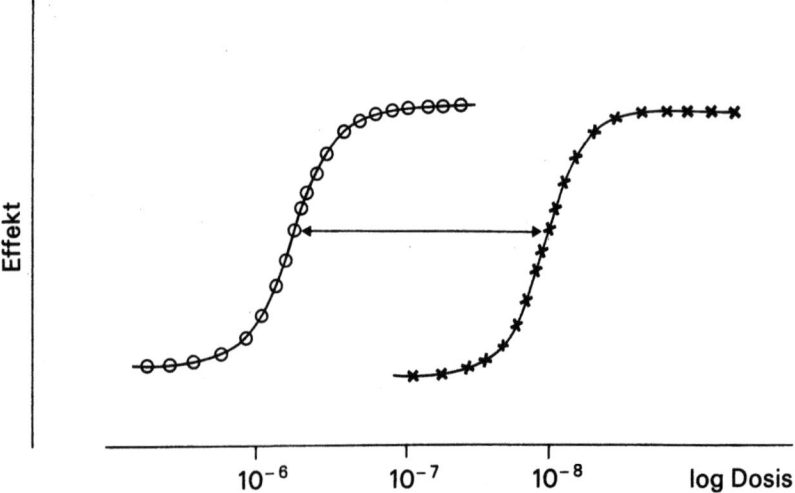

Abb. 20. Dosis-Effekt-Beziehung in der klassischen Darstellung (Dosis in logarithmischer Darstellung, Effekt in linearer Darstellung).
Der Bereich zwischen therapeutisch gewünschtem Effekt (Dosis-Wirkungskurve -o-o-o-) und unerwünschtem Effekt, der sogenannten Nebenwirkung (Dosis-Wirkungskurve -x-x-x-), entspricht der therapeutischen Breite (in der Abbildung durch den Pfeil dargestellt)

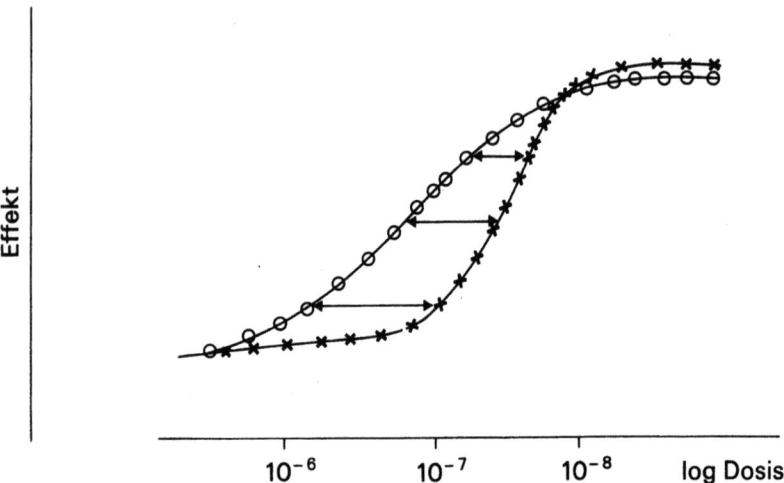

Abb. 21. Dosis-Effekt-Beziehung. Die Symbole sind entsprechend der Legende von Abb. 20 verwendet. Die therapeutische Breite ist schmal und ändert sich mit steigender Dosis

wünschte Wirkungen von Prednison bei Patienten mit geringem Serumalbumin (< 2,5 g/100 ml) häufiger waren als bei Patienten mit höherem Serumalbumin (> 2,5 g/100 ml). Die Werte betrugen 37,1% der behandelten Patienten mit Nebenwirkungen und geringem Serumalbumin, gegenüber 14,6% der Patienten mit Nebenwirkungen und höherem Serumalbumin.

Die bisherigen Betrachtungen bezogen sich auf den Einzelpatienten. Bei Patientengruppen ist die Häufigkeit von unerwünschten Arzneimittelreaktionen vom Dosierungsbereich abhängig. Dies bedeutet, daß bei Verwendung einer niedrigen Dosis wenige Patienten, hingegen bei Verwendung einer höheren Dosis eine größere Anzahl von Patienten Nebenwirkungen aufweisen werden.

Das Auftreten *allergischer Nebenwirkungen* ist nicht von der Dosis abhängig. Jedoch steigt das Risiko, eine allergische Nebenwirkung zu bekommen, mit jeder erneuten Exposition durch das auslösende Medikament. Ein höheres Risiko einer allergischen Nebenwirkung besteht bei Atopikern und bei Personen, bei denen frühere allergische Reaktionen beobachtet wurden. Das Risiko einer Allergisierung ist höher, wenn ein Medikament auf die Haut oder die Schleimhäute gegeben wird, als bei anderen Applikationsformen. Ein anaphylaktischer Schock auf Penicillin tritt wesentlich seltener nach oraler als nach parenteraler Gabe auf [80].

Nebenwirkungen eines Medikamentes können *vermeidbar* sein, wenn der zu Grunde liegende Mechanismus und die Umstände, unter denen sie auftreten, bekannt sind. Die Gabe von kaliumsparenden Diuretika, z. B. Triamteren – enthalten in Dytide H und Amilorid – enthalten in Moduretik sowie Aldosteron-Antagonisten wie Osyrol und Aldactone, führt bei Patienten mit eingeschränkter Nierenfunktion in der Regel zu Hyperkaliämien, die bei einzelnen Fällen lebensbedrohlich sein können. Ebenso vermeidbar sind ausgeprägte Hypokaliämien bei Verwendung von hohen Dosen kaliumausscheidender Diuretika: Furosemid (Lasix), Ethacrynsäure (Hydromedin), Bumetanid (Fordiuran), Hydrochlorothiazid (Esidrix) u. a. mehr.

Andererseits bedeutet das Bekanntsein von Nebenwirkungen nicht, daß sie vermeidbar sind. Toxische Erscheinungen nach Gabe von Zytostatika sind bekannte, jedoch *nicht vermeidbare* Nebenwirkungen der antineoplastischen Therapie. Im Gegensatz dazu sind Nierenschädigungen nach hochdosierter Methotrexat-Therapie vermeidbar, wenn eine ausreichende alkalische Diurese eingehalten wird.

Determinanten
Aus Studien über die Häufigkeit von Nebenwirkungen geht hervor, daß Patienten, die eine große Anzahl von Medikamenten erhalten, häufiger

Tabelle 3. Beziehung zwischen Anzahl der Medikamente pro Patient und dem Auftreten von Nebenwirkungen bei stationären Patienten

Anzahl Medikamente pro Patient	Nebenwirkungs-Häufigkeit (Prozent der Patienten)
a)	
1 – 5	3,3
> 5	19,8
b)	
0 – 5	4,2
6 – 10	7,4
11 – 15	24,2
16 – 20	40,0
> 20	45,0

Daten nach Hurwitz N (1969) Predisposing factors in adverse reactions to drugs. British Medical Journal 1: 536 und Smith JW, Seidl LG, Cluft LE (1966) Studies on the epidemiology of adverse drug reactions. Ann. Intern. Med. 65: 629

Nebenwirkungen aufweisen als Patienten mit einer kleineren Anzahl (Tabelle 3). Ferner wurde deutlich, daß sehr junge und alte Patienten mit einer größeren Wahrscheinlichkeit Nebenwirkungen aufweisen. Dies ist möglicherweise damit zu erklären, daß die Ausscheidungsfunktionen noch nicht ausgereift bzw. altersbedingt vermindert sind, wie im Kapitel über ‚Altersabhängigkeit' ausgeführt ist. Ob bei weiblichen Patienten mehr unerwünschte Wirkungen auftreten als bei männlichen Patienten, ist zur Zeit noch nicht eindeutig geklärt.

Arzneimittel
Die Arzneimittel, die eine hohe Inzidenz von Nebenwirkungen aufweisen, sind im stationären Bereich andere als bei ambulanten Patienten. Bei stationären Patienten stehen Nebenwirkungen, die durch Behandlung von Neoplasien hervorgerufen wurden, an erster Stelle (Tabelle 4).

Ein anderes Spektrum von Medikamenten ergibt sich, wenn der Eingang der Meldungen bei der Arzneimittelkommission der deutschen Ärzteschaft betrachtet wird. Interessant ist, daß innerhalb der Jahre sich bei dieser Art der Erfassung von Nebenwirkungshäufigkeiten erhebliche Veränderungen ergeben (Tabelle 5). Man kann darüber spekulieren, ob eine veränderte Verordnungsgewohnheit, z. B. geringere Dosen von Digoxin,

Tabelle 4. Häufigkeit, mit der bei stationären Patienten Nebenwirkungen durch die Therapie mit dem aufgeführten Arzneimittel ausgelöst werden

1.	Vincristin	43,0 %
2.	Endoxan	38,1 %
3.	Methotrexat	33,8 %
4.	Fluorouracil	33,3 %
5.	Carbenicillin	15,6 %
6.	Chinidin	10,0 %
7.	Ampicillin	8,5 %
8.	Cephalexin	3,6 %

Nach WEBER E (1977) Arzneimittelnebenwirkungen in Abhängigkeit von dem Verordnungsmuster. Verh. dtsch. Ges. f. inn. Med. 83: 1502

andere diagnostische Verfahren – z. B. Einsatz von Sonographie an Stelle der i. v. Pyelographie – oder ein verändertes Problembewußtsein (z. B. Analgetika) Ursachen für die geänderte Häufigkeit sein können. Aussagen zur Häufigkeit von Arzneimittelnebenwirkungen hängen davon ab, in welcher Art Untersuchungen vorgenommen worden sind (Spontanmeldungen, Befragungen, Intensivverfahren).

Ferner ist wesentlich, wie häufig Medikamente verordnet werden. Um exakte Angaben über die Häufigkeit machen zu können, müßte zusätzlich zur Anzahl der Nebenwirkungen auch die *Anzahl der Verordnungen* bekannt sein. Erst beim Vorliegen dieser Daten könnte man Aussagen darüber machen, bei welchem von zwei für die Therapie einer Erkrankung zur Verfügung stehenden Medikamenten mit weniger Nebenwirkungen zu rechnen sei.

Werden bei einer Therapie mehrere Arzneimittel gegeben, kann deren Wirkung im Vergleich zur Gabe eines einzelnen Arzneimittels verändert sein. Tritt dieses Phänomen auf, spricht man von *Interaktionen*. Andererseits aber werden Kombinationen von Arzneimitteln mit dem Ziel gegeben, eine Interaktion herbeizuführen, da diese therapeutisch erwünscht ist.

So vermindert die Kombination eines kaliumsparenden Diuretikums mit einem kaliumausscheidenden Diuretikum die Gefahr der Hypokaliämie. Ebenso therapeutisch erwünscht ist die Interaktion einer Antibioti-

Tabelle 5. Häufigkeit der Meldungen von Nebenwirkungen an die Arzneimittelkommission der deutschen Ärzteschaft

1. Ampicillin	1. Analgetika
2. Dextrane	2. Psychopharmaka
3. Amidotrizoesäure	3. Antiarrhythmika
4. Digoxin	4. Magen-Darm-Präparate
KIMBEL 1977	5. Sedativa / Hypnotika
	6. Antibiotika
	7. Röntgenkontrastmittel
	OCHSENFARTH 1981

Nach KIMBEL KH (1977) Spontanerfassung unerwünschter Arzneimittelwirkungen in der Bundesrepublik – eine Bilanz. Münch. med. Wschr. 119: 841
Nach OCHSENFARTH H, MEYER ZUR HEYDE M (1981) Spontaneous reports on adverse drug reactions in 1978/79 – Survey and evaluation. Naunyn-Schmiedeberg's Arch. Pharmacol. 316: R 80, 320

kakombination, wie Aminoglykosidantibiotikum mit Penicillin, bei der Behandlung der Endocarditis lenta oder die Behandlung eines Harnwegsinfektes mit einer Trimethoprim/Sulfonamid-Kombination. Andere Beispiele sind die Behandlung des Hypertonus mit einer Kombination oder eine kombinierte zytostatische Therapie mit dem Ziel, eine verbesserte Wirkung bei geringeren Nebenwirkungen zu erreichen.

Der Begriff der Arzneimittelinteraktion beschränkt sich somit im folgenden auf therapeutisch *nicht* erwünschte Interaktionen; er schließt ebenfalls nicht Interaktionen ein, die als agonistische bzw. antagonistische Wirkung verstanden werden können (z. B. heben Betablocker die Wirkung von Betamimetika auf, Naloxon (in Dolantin S enthalten) antagonisiert die atemdepressorische Wirkung von Opiaten).

Die Häufigkeit von Interaktionen wird unterschiedlich angegeben. Sie variiert zwischen 1,4 und 56% in Studien von KLEINMAN [37], STARR [84], HUSTED [31], LOGI [50]. Verläßliche Angaben zur Häufigkeit von Interaktionen sind dadurch so schwierig zu erhalten, da ein Nichtansprechen der Therapie so häufig ist, daß nur in seltenen Fällen vom behandelnden Arzt eine Interaktion als Ursache vermutet wird. Insgesamt erscheinen jedoch in den Listen, in denen zahllose mögliche Interaktionen aufgeführt werden, in der überwiegenden Anzahl Interaktionen, die klinisch nicht belangvoll sind [69, 27].

Es gibt verschiedene Möglichkeiten der Auslösung von Arzneimittelin-

7 Arzeimittelnebenwirkungen und -interaktionen

Tabelle 6. Klinisch wichtige Interaktionen

Medikament 1	Medikament 2	Wirkung
Alkohol	orale Antidiabetika	Risiko einer schweren Hypoglykämie
	Disulfiram (Antabus)	Nausea, Hypotension, Tachykardie, Dyspnoe
	trizyklische Antidepressiva Antihistaminika Barbiturate Sedativa	verstärkter sedierender Effekt
Allopurinol (Zyloric)	Azathioprin (Imurek)	Erhöhung des Azathioprin-Metaboliten 6-Mercaptopurin mit Knochenmarksdepression und andere toxische Effekte (1 Todesfall)
Aminoglykoside Tobramycin Gentamycin Neomycin Streptomycin Kanamycin	Ethacrynsäure (Hydromedin) Muskelrelaxans	verstärkter ototoxischer Effekt verstärkter muskelrelaxierender Effekt postoperativ
Amphotericin B	Digitalisglykoside	mögliche Auslösung einer Digitalisintoxikation durch Auslösung einer Hypokaliämie
Anabole Steroide	orale Antikoagulantien	Auslösung einer Blutung durch Verstärkung der Antikoagulantienwirkung (Mechanismus?)
Antacida (Ca, Mg, Al) Milch, Milchprodukte	Tetrazykline	verminderte Absorption von Tetrazyklinen durch Komplexbildung
orale Antikoagulantien	Antidiabetika	Dicumarol-Tolbutamid: Hypoglykämieneigung Dicumarol-Chlorpropamid: Hypoglykämieneigung Warfarin, Phenindion, Phenprocoumon (Marcumar) haben offenbar <u>keinen</u> Effekt auf Tolbutamid mögliche verstärkte Antikoagulantienwirkung durch Tolbutamid unter Dicumarol, aber <u>nicht</u> unter Phenprocoumon (Marcumar)
orale Antikoagulantien	Barbiturate	verminderte Wirkung durch verstärkten Abbau infolge Induktion
	Clofibrat	verstärkte Wirkung mit Blutungsneigung, 1 Todesfall (Mechanismus?)
	Dextrothyroxin	verstärkte Wirkung, Blutungsneigung (Mechanismus?)
	Disulfiram (Antabus)	verstärkte Wirkung bei Warfarin durch Hemmung des Abbaus von Warfarin durch Disulfiram
	Gluthetimid (Doriden)	Geringerer Effekt von Warfarin durch verstärkten Abbau
	Phenylbutazon Oxyphenbutazon	verstärkter Effekt von Warfarin durch Hemmung des Abbaus und durch Verdrängung aus der Proteinbindung zusätzliches Blutungsrisiko durch Hemmung der Plättchenaggregation durch Phenylbutazon sowie Auslösung von Magenulcera
	Phenytoin	1. anfangs verstärkte antikoagulatorische Wirkung durch Verdrängung aus Proteinbindung später verringerte Wirkung wegen Induktion und verstärktem Abbau 2. erhöhte Spiegel von Phenytoin und erhöhte Toxizität
	Rifampicin	geringerer Effekt durch verstärkten Abbau infolge Induktion von Warfarin
	Salicylate	verstärkte Wirkung durch Verdrängung aus Proteinbindung und verstärkte Wirkung durch verringerte Prothrombinspiegel (hohe Salicylatdosen) verstärktes Risiko gastrointestinaler Blutungen
	Thyroxin Schilddrüsenhormon- substitution	verstärkte Wirkung, da bei Patienten mit Hypothyreoidismus erheblich höhere Dosen von oralen Antikoagulantien benötigt werden, um therapeutischen Effekt zu sehen. Bei Einstellung mit Schilddrüsenhormonen Gefahr der Blutung.
trizyklische Anti- depressiva	Bethanidin Guanethidin Debrisoquin	verminderte antihypertensive Wirkung
	Adrenalin Noradrenalin	verstärkte pressorische Wirkung, wenn Patienten mit trizyklischen Antidepressiva Adrenalin oder Noradrenalin gegeben wird

Tabelle 6 (Fortsetzung)

Medikament 1	Medikament 2	Wirkung
orale Antidiabetika	Betablocker Phenylbutazon s. Alkohol s. orale Antikoagulantien	verstärkte Hypoglykämieneigung (?) verstärkte Hypoglykämie mit Tolbutamid (1 Todesfall) und Acetohexamid
Chinidin (Chinidin-duriles)	Digoxin	erhöhte Digoxinspiegel und gesteigerte Toxizität durch veränderte renale Exkretion von Digoxin, veränderte Gewebsbindung (?)
	Muskelrelaxantien	verstärkter Effekt der Muskelrelaxantien
Lincomycin (Albiotic)	Kaolin-pectin (Kaopectat)	verminderte Absorption von Lincomycin
Levodopa (Larodopa)	Pyridoxin (Vitamin B_6)	verminderter Effekt durch verstärkten Metabolismus von Levodopa
Methotrexat	Salicylat	verminderte renale Elimination von Methotrexat, verstärkte Toxizität (2 Todesfälle) Verdrängung aus der Eiweißbindung (?)
Tetrazyklin	Methoxyfuran (s. Antazida)	Nephrotoxizität
Salicylate	Sulfinpyrazon Probenecid (Benemid)	Hemmung der urikosurischen Wirkung
Phenytoin	Disulfiram (Antabus) Isoniazid (Neoteben)	verstärkte Toxizität von Phenytoin durch Hemmung des Abbaus
Kaliumsalze	kaliumsparende Diuretika wie: Triamteren Spironolacton Amilorid	Hyperkaliämien mit Herzrhythmusstörungen

teraktionen. Unter pharmazeutischer Inkompatibilität [1] versteht man die Inaktivierung oder Präzipitation von Arzneimitteln, die zusammen in einer Spritze aufgezogen oder zusammen in einer Infusionsflasche aufgelöst wurden. Eine vollständige Liste der nicht miteinander verträglichen Arzneimittel kann hier nicht gegeben werden.

Pharmakodynamische Interaktionen umfassen Wirkungen additiver, synergistischer oder abschwächender Art. Sie beruhen darauf, daß die kombiniert angewendeten Arzneimittel am gleichen Rezeptor, am gleichen Endorgan oder am gleichen physiologischen System eine Wirkung auslösen.

Pharmakokinetische Interaktionen sind damit erklärt, daß eine gegenseitige Beeinflussung der Pharmakokinetik erfolgt und daraus eine veränderte Wirkung resultiert. Klinisch wichtige Interaktionen sind in Tabelle 6 zusammengefaßt. Die aufgeführten Interaktionen müssen nicht zwangsläufig auftreten, wie dies oben beim Auftreten von Nebenwirkungen diskutiert wurde, sondern hängen von den Umständen des einzelnen Falles ab.

8 Einfluß physiologischer Größen auf Pharmakokinetik und Pharmakodynamik

8.1 Hohes Alter

Physiologische und pathologische Veränderungen mit zunehmendem Alter sind seit langem bekannt. Man erwartet daher, daß eingeschränkte Organfunktion zu einer veränderten Reaktion auf Arzneimittel führt. Dennoch – wegen der großen interindividuellen Schwankungen der Entwicklung von Organfunktionseinschränkungen im Alter – ist es nicht möglich, eine altersabhängige Ansprechbarkeit auf Arzneimittel generell vorauszusagen. Die sichere und effektive Anwendung von Arzneimitteln beim alten Menschen muß daher auf den einzelnen Patienten abgestimmt sein.

Die Wichtigkeit, den besonderen Umständen des alten Menschen Beachtung zu schenken, wird dadurch unterstrichen, daß einmal der Anteil der älteren Patienten sehr hoch ist, etwa 80% der Patienten einer Medizinischen Universitätsklinik sind über 65 Jahre alt, und zum anderen, daß die Inzidenz von unerwünschten Arzneimittelwirkungen in dieser Gruppe höher ist als bei jüngeren Patienten. Dazu kommt die bekannte Tatsache, daß ältere Patienten wegen einer Reihe von Erkrankungen gleichzeitig behandelt werden und aus diesem Grunde meist nicht ein, sondern mehrere Arzneimittel verordnet bekommen.

Intensität und Dauer der Arzneimittelwirkung sind bestimmt durch die freie Konzentration vom Arzneimittel am Wirkort und die durch Besetzung der Rezeptoren ausgelöste pharmakologische Reaktion. Die wichtigsten Einflußgrößen, die die freie Arzneimittelkonzentration bestimmen, sind schematisch in Abb. 22 dargestellt. Zusätzlich ist vermerkt, welche Altersabhängigkeit dieser Größen bekannt ist. Wir unterscheiden Veränderungen, die durch pharmakokinetische Besonderheiten hervorgerufen werden, und solche, die durch eine veränderte Ansprechbarkeit der Rezeptoren erklärt werden müssen.

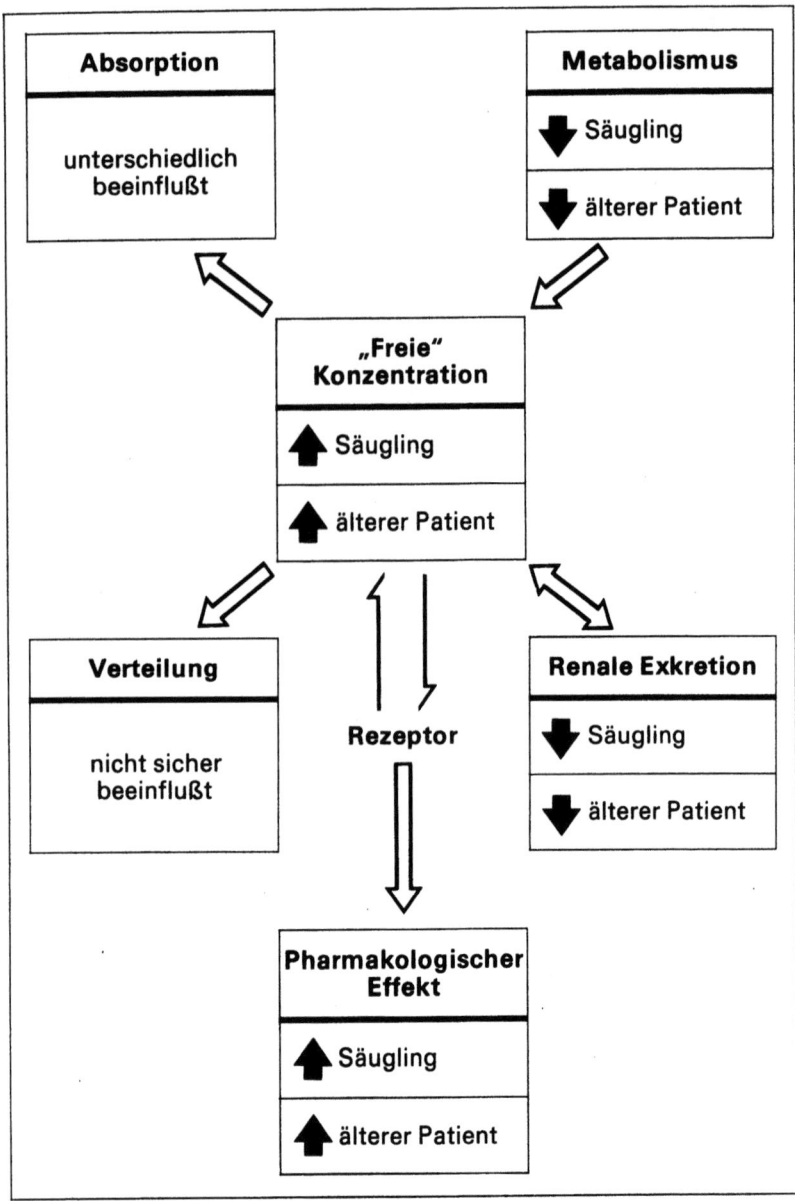

Abb. 22. Einfluß des Lebensalters auf pharmakokinetische Größen, die die Höhe der freien, d. h. nicht proteingebundenen Konzentration eines Arzneimittels im Plasma bestimmen (⬇ = Verminderung ⬆ = Erhöhung, Verstärkung)

8.1 Hohes Alter

8.1.1 Pharmakokinetische Veränderungen [11, 35, 77]

Absorption, Resorption
Eine Reihe von physiologischen Veränderungen des Magen-Darm-Traktes im Alter sind bekannt, wie höherer pH des Magens, verminderte gastrointestinale Motilität, Verminderung des gastrointestinalen Blutdurchflusses. Dennoch konnte bisher keine verminderte Resorption von Arzneimitteln hinsichtlich Resorptionsgeschwindigkeit als auch Resorptionsausmaß festgestellt werden. Lediglich einige Mineralien und Eisen – Substanzen, die via aktiven Transport zur Resorption gelangen – werden nachgewiesenermaßen in geringerem Ausmaß resorbiert.

Verteilung
Der Blutdurchfluß durch innere Organe nimmt mit dem Alter ab, ebenso wird das Gesamtkörperwasser und die fettfreie Körpermasse mit dem Alter geringer. Plasma-Albumin-Konzentrationen sind bei Menschen höheren Alters niedriger als bei jüngeren Menschen. Als Konsequenz daraus sollte man annehmen, daß sich das Verteilungsvolumen von Pharmaka altersabhängig ändert. Es scheinen sich jedoch keine unmittelbaren therapeutischen Konsequenzen daraus zu ergeben.

Elimination
Die *renale* Exkretion von Arzneimitteln wird mit zunehmendem Alter eingeschränkt, ein offenbar physiologischer Ablauf, der sich in der Verminderung der endogenen Kreatinin-Clearance mit dem Alter widerspiegelt, auch ohne daß eine apparente renale Erkrankung vorliegt. Beispielsweise ist beim 65-jährigen die glomeruläre Filtration um 30% geringer als beim normalen jungen Menschen. Für therapeutische Belange wichtig ist die im Alter verminderte renale Clearance von Digoxin.

Die tubuläre Funktion wird ebenfalls mit zunehmendem Alter geringer, so daß Arzneimittel wie z. B. Penicilline, welche zu einem großen Teil einem renalen Sekretionsmechanismus unterliegen, beim älteren Menschen mit einer verminderten Exkretionsrate ausgeschieden werden. Zusätzlich muß beachtet werden, daß der ältere Patient eine verminderte „renale Reserve" besitzt und durch Dehydradation, Herzinsuffizienz, Hypotension oder durch diabetische Nephropathie bzw. Pyelonephritis zusätzliche Schädigungen erfahren kann. Aus diesem Grunde sollten bei älteren Patienten geringere Dosen von renal ausgeschiedenen Arzneimitteln angewendet werden als bei jüngeren Patienten.

Ebenso wie die renale Exkretion nachgewiesenermaßen mit dem Alter eingeschränkt ist, ist auch der *Metabolismus* von einzelnen Pharmaka altersabhängig vermindert.

Es ist jedoch äußerst schwierig, aus einer verlängerten Halbwertszeit einzelner Substanzen auf eine verminderte Metabolisierungskapazität zu schließen, weil neben der Metabolisierungsrate auch Verteilung und Proteinbindung sich auswirken. Es ist zusätzlich noch in Betracht zu ziehen, daß eine im Alter möglicherweise veränderte Lebensführung wie z. B. andere Ernährung, andere Umwelt, die Metabolisierungsrate beeinflußt und gefundene Differenzen sich eher auf solche Ursachen als auf eine per se reduzierte Kapazität metabolisierender Enzyme zurückführen läßt.

Als Beispiele für eine verlängerte Halbwertszeit im Alter kann man das Verhalten von Antipyrin (nur noch als Testsubstanz in Verwendung), Phenobarbital (Luminal), Paracetamol (Ben-u-ron) heranziehen. Ebenso ist die Plasmahalbwertszeit von Diazepam (Valium) und Lidocain (Xylocain) beim älteren Menschen verlängert. Jedoch ist das Verteilungsvolumen dieser Substanzen im Alter ebenfalls vermehrt und somit die Plasma-Clearance nicht verändert.

8.1.2 Pharmakodynamische Veränderungen

Im vorangegangenen Teil sind eine Reihe von pharmakokinetischen Veränderungen, die mit zunehmendem Alter auftreten und die im allgemeinen bei Anwendung „üblicher" Dosen eine Erhöhung der freien Konzentration verursachen, beschrieben. Schon aufgrund dieser Veränderungen ist bei Anwendung „üblicher" Dosen daher beim älteren Patienten mit einer stärkeren Wirkung zu rechnen. Jedoch gibt es einige Beispiele, wo sich die verstärkte bzw. qualitativ andere Wirkung nur mit einer veränderten Ansprechbarkeit erklären läßt.

Die Reaktion älterer Patienten auf die Gabe von Barbituraten („paradoxe Wirkung") ist eines der Beispiele. Nach Antikoagulantiengabe – Warfarin (Marcumar) – kommt es zu einem erhöhten Blutungsrisiko, das zum Teil durch eine erhöhte Sensitivität der Gerinnungsfaktoren-Synthese auf Warfarin erklärt ist. Für Marcumar ist dies allerdings nicht untersucht. Ebenso ist die gelegentlich zu beobachtende überschießende Reaktion nach Gabe von Antihypertensiva vermutlich ebenfalls teilweise auf einer veränderten Ansprechbarkeit begründet. Ebenso können Veränderungen der Rezeptorantwort als Altersveränderungen gedeutet werden [72].

8.2 Niedriges Alter (Säuglinge, Kinder)

In der Vergangenheit wurden Kinder in der Weise mit Arzneimitteln therapiert, daß sie hinsichtlich Dosis und Dosis-Intervall wie kleine Erwachsene behandelt wurden. Es ergaben sich Schwierigkeiten, nämlich einerseits fehlende Wirkung, andererseits unerwünschte Wirkung wegen Überdosierung. Daraus wurde gelernt, daß die Ansicht, Kinder seien kleine Erwachsene, in vieler Beziehung nicht stimmt. Ebenso wie beim alten Menschen sind eine Reihe von Veränderungen beim Neugeborenen, insbesondere Frühgeborenen, beim Säugling und bei Kindern bekannt.

8.2.1 Pharmakokinetische Veränderungen

Absorption, Resorption
Morphologie und Funktion des Gastrointestinaltraktes verändern sich besonders stark während der ersten Lebensmonate. Neugeborene, speziell Frühgeborene, haben eine geringere Produktion an Magensäure als ältere Kinder und Erwachsene. Die Magenentleerung geschieht langsamer und ist erst mit 6-8 Monaten in dem Bereich, wie ihn der Erwachsene hat [29]. Die Peristaltik ist unregelmäßig. Diese Veränderungen wirken sich auch auf die Absorption von Arzneimitteln aus. Jedoch kann über das Ausmaß und die Geschwindigkeit der Absorption keine generelle Aussage gemacht werden. Manche Stoffe werden verzögert – Phenytoin (Zentropil), Rifampicin (Rimactan), geringer – Phenobarbital (Luminal), oder wie beim Erwachsenen – Cotrimoxazol (Bactrin), Digoxin (Lanicor), Diazepam (Valium) absorbiert, andere Arzneistoffe werden sogar in größerem Umfang aufgenommen – Benzylpenicillin (in Deutschland als per os-Form nicht im Handel), Ampicillin (Binotal, Amoxicillin, Clamoxyl), Flucloxacillin (Staphylex).

Die *perkutane Resorption* ist bei Säuglingen stark gesteigert [82]. So kann die topische Anwendung von Corticosteroiden zu einer signifikanten Aufnahme dieser Substanzen führen, mit entsprechenden unerwünschten Wirkungen. Borsäure, als Desinfizienz in verschiedenen Säuglingspudern enthalten, führte wegen der Resorption durch geschädigte Haut zu schweren Schäden und sogar zu Todesfällen. Die Möglichkeit zur Methhaemoglobinbildung durch Anilinfarben auf der Wäsche ist lange bekannt, jedoch wurde auch über Methhaemoglobinbildung nach lokaler Anwendung von Sulfonamiden auf verbrannter Haut bei Säuglingen berichtet. Bei der Behandlung von Hautverbrennungen mit Aminoglykosid-Polymyxin-Spray kann es zu Hörverlusten bei Säuglingen kommen, da diese Arzneimittel durch die Haut resorbiert werden können.

Die Verwendung von Hexochlorophen-haltigen Emulsionen oder Pudern auf verbrannten Hautarealen ist streng kontraindiziert, da sie zu Todesfällen führen kann [85]. Ebenso ist die Anwendung dieses Mittels beim Frühgeborenen risikoreich, da es bei ihm zu neurologischen Schäden kommen kann, auch wenn die Resorption durch die Haut nur gering ist. Neuerdings sind auch Fälle bekannt geworden, bei denen durch Pinselung des Mund- und Rachenraumes zur Behandlung einer Stomatitis z. B. mit Glycero-Merfen eine Quecksilber-Intoxikation ausgelöst wurde. Das gleiche Krankheitsbild wurde auch nach Behandlung verbrannter Haut mit organischen Quecksilberverbindungen, mit Merfen und Mercurochrom beobachtet. Daher gilt, besondere Vorsicht bei der topischen Anwendung von Arzneimitteln beim Frühgeborenen und Säugling walten zu lassen.

Verteilung [58]
Arzneimittel verteilen sich auf Körperwasser und Körperfett entsprechend ihren physiko-chemischen Eigenschaften. Es ist bekannt, daß der Anteil des Körperwassers am Gesamtkörpergewicht mit dem Alter abnimmt (Tabelle 7). Ein ähnlicher Verlauf mit dem Alter wird beim Extrazellulärvolumen beobachtet. Die aufgeführten Veränderungen lassen darauf schließen, daß eine Dosis-Anpassung allein bezogen auf das Körpergewicht, nicht ausreicht. Üblicherweise wird daher die Dosierung in der

Tabelle 7. Anteil von Körperwasser und Extrazellulärvolumen am Gesamtkörpergewicht

	Körperwasser	Extrazellulär-volumen
Frühgeborenes	85 %	50 %
Neugeborenes	75 %	45 %
Säugling (4 – 6 Monate)	–	30 %
Kind (12 Monate)	–	25 %
Kinder (>1 Jahr)	–	20 – 25 %
Erwachsene	60 %	20 – 25 %

(Nach Drug Treatment, Hrsg. G. S. AVERY, 2. Ausgabe 1980, Adis Press)

8.2 Niedriges Alter (Säuglinge, Kinder)

Kinderheilkunde auf die Körperoberfläche bezogen, da diese Größe mit dem Extrazellulärwasser eng korreliert.

Die *Plasma-Proteinbindung* von Arzneimitteln ist beim Neugeborenen – verglichen mit Erwachsenen – vermindert. Dieser Befund wird erklärt mit einer niedrigeren Konzentration an Plasmaproteinen, besonders Albumin; es spielen aber auch qualitative Unterschiede, die sich in der Bindungskapazität zeigen, eine Rolle. Diese verminderte Proteinbindung kann bei Gabe von Arzneimitteln, die relativ hoch proteingebunden sind (über 80%), zu Überdosierungserscheinungen beim Neugeborenen führen. Es muß daher bei Gabe solcher Arzneimittel besonders auf Zeichen einer Überdosierung geachtet werden.

Vom Verhalten des Bilirubins her (Kern-Ikterus) ist bekannt, daß die *Blut-Hirn-Schranke* beim Neugeborenen funktionell noch nicht ausgereift ist. Klinisch bestehen bisher, mit Ausnahme der Barbiturate, keinerlei Beobachtungen, daß toxische Erscheinungen auf der Grundlage dieses Mechanismus' erklärt werden könnten.

Elimination [58]

Die Ausscheidung von Arzneimitteln über die Ausscheidungsorgane Leber und Niere ist bei Neugeborenen, Säuglingen und Kindern sehr unterschiedlich. Die verringerte Kapazität der Ausscheidungsorgane ist besonders ausgeprägt beim Frühgeborenen. Da die Kapazität der Ausscheidungsorgane mit zunehmendem Alter sehr rasch und individuell unterschiedlich zunimmt („Reifung" der Ausscheidungsfunktion), ist es schwierig, generelle Empfehlungen zur Adjustierung der Dosis zu geben. Tabelle 8 enthält Angaben über Halbwertszeiten von Arzneimitteln, die im wesentlichen via *Metabolismus* aus dem Körper eliminiert werden. In aller Regel ist die Halbwertszeit verlängert.

Eine dieser Stoffwechselreaktionen, die beim Neugeborenen und insbesondere Frühgeborenen stark vermindert ist, ist die Glucuronidierung. Mit einer verminderten Glucuronidierungs-Kapazität ist das bekannte Grey-Syndrom der Neu- und Frühgeborenen bei Anwendung von „üblichen", lediglich gewichtskorrigierten Dosen von Chloramphenicol (Paraxin) erklärt.

Wegen der schwierigen Voraussagbarkeit im Einzelfall ist es notwendig, die pharmakodynamischen Parameter, d.h. Effekte, auch toxische Effekte, genau und häufig zu überprüfen, um gegebenenfalls die Dosis vermindern zu können. Zusätzliche Informationen können durch Arzneimittelspiegel-Messungen gewonnen werden.

Für einige Substanzen ist bekannt, daß die Metabolisierungsrate bei *älteren Kindern* gegenüber Erwachsenen gesteigert ist, z.B. Theophyllin (Eu-

8 Einfluß physiologischer Größen auf Pharmakokinetik und Pharmakodynamik

Tabelle 8. Plasma-Halbwertszeit (in Stunden) verschiedener Arzneimittel bei Neugeborenen, Säuglingen, Kindern und Erwachsenen.

Arzneimittel	Neugeborene (<7 Tage)	Säuglinge (>1 Monat)	Kinder (1 – 15 Jahre)	Erwachsene
Ausscheidung über				
I. Metabolisierung:				
Diazepam (Valium®)	22 – 46* 38 – 120	10 – 12		
Indomethacin (Amuno®)	15			
Nalidixinsäure (Nogram®)	13 – 24* 4	3	2	1,5 – 2,5
Nortriptylin (Nortrilen®)	56			18 – 22
Paracetamol (Ben-u-ron®)	5		4,5	4
Pethidin (Dolantin®)	23			3
Phenobarbital (Luminal®)	70 – 500	20 – 70	20 – 80	60 – 180
Phenylbutazon (Butazolidin®)	27	18	18	70
Phenytoin (Zentropil®)	30 – 60	2 – 7	2 – 20	20 – 30
Salicylat (Metabolit des Aspirin®)	4,5 – 11		2 – 3	2 – 4
Theophyllin (Euphyllin®)	14 – 58	5,6	1,4 – 8	3,5 – 8
Tolbutamid (Rastinon®)	10 – 40			4 – 10
II. Niere:				
Benzylpenicillin (Megacillin®)	3,2	1,4	0,8	0,5
Digoxin (Lanicor®)	26 – 170	11 – 37	19 – 50	30 – 60
Gentamycin (Refobacin®)	4 – 5	2 – 5	~2 – 4	2 – 3

(nach Drug Treatment, Hrsg. G. S. Avery, 2. Ausgabe 1980, Adis Press)   *Frühgeborene

phyllin), Diazepam (Valium). Die therapeutische Konsequenz daraus ist, daß die vom Erwachsenen abgeleiteten Dosen therapeutisch ineffektiv bleiben und erhöht werden müssen.

Die *Nierenfunktion* ist beim Neugeborenen um 30 bis 40% (auf Körperoberfläche bezogen) geringer als beim Erwachsenen. Nach einigen Monaten hat sowohl die glomeruläre wie die tubuläre Funktion Werte des Erwachsenenalters erreicht. Einige Arzneimittel, wie z. B. Penicilline und Digoxin, werden (s. Tabelle 8), da sie im wesentlichen in unveränderter Form über die Nieren ausgeschieden werden, beim Neugeborenen langsamer eliminiert. Als Konsequenz dessen ist die Halbwertszeit dieser Substanzen verlängert.

Es gilt daher die *Regel*, daß Arzneimittel mit vorwiegender Ausscheidung über die Nieren im ersten Lebensmonat geringer dosiert werden sollen als später.

8.2.2 Pharmakodynamische Veränderungen

Die oben aufgeführten pharmakokinetischen Besonderheiten im Neugeborenen- und Säuglingsalter machen im wesentlichen eine Dosisreduktion notwendig. Ein prinzipiell anderes Ansprechen von Arzneimittelrezeptoren auf eine bestimmte Konzentration von Arzneimittel beim Säugling und Kind ist bisher nicht gefunden worden. Jedoch ist von einigen Arzneimitteln bekannt, daß sie eine, mit dem Erwachsenen verglichen, geringere Wirkung bei Kindern ausüben, wie z. B. das Muskelrelaxans Suxamethonium (Succinyl-Asta) sowie Atropin und Adrenalin. Diese Medikamente müssen daher bei Kindern höher dosiert werden. Ob auch ein im Vergleich zum Erwachsenen höherer Digitalisspiegel beim Säugling zum Erreichen einer positiv inotropen Wirkung notwendig ist, ist zur Zeit umstritten.

8.3 Schwangerschaft

Physiologische Veränderungen, die natürlicherweise während der Schwangerschaft auftreten, sind potentiell geeignet, die Pharmakokinetik von Arzneimitteln zu modifizieren. Leider fehlen entsprechende Untersuchungen, die die Auswirkung des erhöhten Herzminutenvolumens sowie des erhöhten zirkulierenden Plasmavolumens auf die Pharmakokinetik

Tabelle 9. Medikamente, deren Gabe während der Schwangerschaft eine *Mißbildung* auslösen oder auslösen können [36]

Gefährdung		
gesichert:	wahrscheinlich bis möglich:	zweifelhaft:
Äthanol	orale Antidiabetika Lithium	Acetylsalicylsäure (Aspirin®)
Gluthetimid (Doriden®)	weibliche Sexualhormone	Indomethacin (Amuno®)
Diazepam (Valium®)	Tetrazykline	Promethazin (Atosil®)
Nitrazepam (Mogadan®)	Alkylantien	Phenothiazine
Phenytoin® (Zentropil®)		Ethambutol (Myambutol®)
Jodid		Rifampicin (Rimactan®)
Androgene		Trimethoprim (Bactrim®)
Thioharnstoffe		
Chloroquin		Gentamycin (Refobacin®)
Streptomycin		Warfarin (Conmadin®)
Kanamycin		
Aminopterin „Lederle"		Thiazide
Methotrexat „Lederle"		

und Pharmakodynamik von Arzneimitteln bei Schwangeren belegen könnten.

Der Übertritt eines Arzneimittels von mütterlichem zum fetalen Körper hängt von mehreren Faktoren ab [38]:
1. Verteilungsvolumen des Arzneimittels,
2. Physiko-chemische Eigenschaften des Arzneimittels,
3. Protein-Bindung (geringerer Proteingehalt beim Feten zu Beginn der Schwangerschaft und höherer Proteingehalt bei der Mutter, zu späte-

8.3 Schwangerschaft

Tabelle 10. Medikamente, deren Gabe während der Schwangerschaft eine *Gefährdung* für das Kind darstellen oder darstellen können.

Acetylsalicylsäure (Aspirin)	: Blutungsneigung bei Gabe im letzten Trimenon gesichert
Indomethacin (Amuno)	: Persistierender fetaler Kreislauf mit Erhöhung des Lungengefäßwiderstandes bei paranataler Gabe gesichert
Barbiturate	: Wenn im letzten Trimenon regelmäßig gegeben, Entzugssymptome möglich
Diäthylstilböstrol (Cyren A)	: Postpubertäres vaginales Carcinom bei Töchtern, deren Mütter während der Schwangerschaft mit Diäthylstilböstrol behandelt wurden, gesichert
Tetrazykline	: Gelbverfärbung der Zähne gesichert
Chloramphenicol	: Grey-Syndrom (kardiovaskulärer Kollaps) nach Gabe im letzten Trimenon gesichert
Propranolol (Dociton)	: Bradycardie und Hypoglykämie nach Gabe im letzten Trimenon gesichert

rem Zeitpunkt der Schwangerschaft gleicht sich der Proteingehalt an).

Da auch hier bisher Daten nicht in ausreichendem Maße zur Verfügung stehen, kann keine generelle Voraussage über die Höhe des im Feten erreichten Spiegels an Arzneimitteln gemacht werden. Auf die Frage, wie sich eine Therapie mit Arzneimitteln während der Schwangerschaft auf den Feten auswirkt, kann im einzelnen hier nicht eingegangen werden. Prinzipiell gibt es kein Arzneimittel, welches, bei der Schwangeren angewendet, nicht auch den Feten erreicht. Man sollte sich deshalb stets darüber im klaren sein, daß Schwangere *und* Fetus behandelt werden, wenn man Medikamente während der Schwangerschaft anwendet.

Generell gilt: Die Indikation für die Behandlung muß so zwingend sein, daß potentielle Schäden am Feten in Kauf genommen werden, um die Gesundheit der Mutter zu erhalten (Tabelle 9, Tabelle 10).

8.4 Pharmakogenetik

Die gleiche Dosis eines Arzneimittels kann bei verschiedenen Menschen zu quantitativ und qualitativ unterschiedlichen Reaktionen führen. Auch wenn Alter, Geschlecht, Gewicht, Erkrankungen etc. Berücksichtigung finden, bleibt ein Rest an Variabilität übrig. Eine mögliche Ursache dieser Variabilität ist in der genetischen Konstellation des Individuums zu sehen. Man unterscheidet pharmakokinetisch von pharmakodynamisch begründeten Ursachen genetisch bedingter Variabilität.

8.4.1 Pharmakokinetische Differenzen

Untersuchungen haben gezeigt, daß die Absorption und Verteilung, einschließlich Proteinbindung, wie auch die renale Exkretion von unveränderter Substanz nicht unter genetischer Kontrolle stehen. Jedoch ist der Arzneimittelmetabolismus sehr stark genetisch determiniert. Bekannt und in einigen Fällen auch klinisch wichtig sind genetische Variabilitäten der Azetylierung und der Oxydierungsreaktion von Arzneimitteln.

Isoniazid (Neoteben) ist eines dieser Arzneimittel; es wird zu Azetylisoniazid abgebaut. Bei langsamen Azetylierern kumuliert das Arzneimittel, wenn es in üblicher Dosierung und im üblichen Dosier-Intervall gegeben wird [91]. In einer größeren Häufigkeit treten bei Patienten, die langsame Azetylierer sind, unerwünschte Wirkungen in Form von peripheren Neuropathien auf [51]. Auch der Abbau von Hydralazin (Dihydralazin-Nepresol ist nicht untersucht) zum Azetylderivat steht unter genetischer Kontrolle. Bei langsamen Azetylierern soll ein systemischer Lupus erythematodes häufiger vorkommen als bei schnellen Azetylierern. Das gleiche gilt für das Antiarrhythmikum Procainamid (Novocamid [87]).

Ebenso wie die Azetylierungsreaktion ist die oxydative Metabolisierung einiger Arzneimittel genetisch determiniert. Langsame Oxydierer kommen jedoch sehr selten vor. Die Arzneimittel Phenytoin (Zentropil), Nortryptilin (Nortrilen), Desimipramin (Pertofran), Tolbutamid (Rastinon), Spartein (Depasan) und Debrisoquin (Declinax)[1] unterliegen dieser Stoffwechselreaktion [18]. Die klinische Relevanz dieser oxydativen Differenz ist für die Vielzahl der aufgezählten Arzneimittel nicht bekannt. Jedoch wird für das Tolbutamid ein Zusammenhang zwischen dem Auftreten von kardiovaskulären Zwischenfällen, wie sie in einer großen amerikanischen Studie

---

[1] Nur in der Schweiz.

zur Behandlung des Diabetes mellitus mit verschiedenen therapeutischen Maßnahmen festgestellt wurde, und einer langsamen Oxydierungsreaktion diskutiert.

8.4.2 Pharmakodynamische Differenzen

Arzneimittelinduzierte haemolytische Anämie
Die am besten bekannte Veränderung des Stoffwechsels der Erythrozyten ist der auf dem X-Chromosom lokalisierte Glukose-6-Phosphat-Dehydrogenase-Mangel, der zu haemolytischer Anämie unter Medikamentengabe führt. Befallene Männer sind hinsichtlich dieses Gens Homozygote, während Frauen als Heterozygote eine intermediäre Empfindlichkeit auf die in Rede stehenden Arzneimittel aufweisen. Insgesamt kommen in der Welt 80 verschiedene Varianten des Glukose-6-Phosphat-Dehydrogenase-Mangels vor. In unseren Breiten tritt diese Erkrankung jedoch nur sporadisch auf. Aus den Populationen mit mehr als 1% Häufigkeit des Glukose-6-Phosphat-Dehydrogenase-Mangels sind Griechen, Juden und Italiener als potentielle Patienten zu nennen.

Arzneimittel, nach denen eine haemolytische Anämie bei solchen genetisch determinierten Patienten vorkommt, sind: Sulfonamide, Nitrofurantoin (Furadantin), Chinin, Chinidin, Azetylsalicylsäure, Procainamid (Novocamid).

Anhaltender Gebrauch von Augentropfen, die Kortikosteroide enthalten, kann in seltenen Fällen einen *Anstieg des Augeninnendrucks* bei disponierten Personen verursachen. Dieser Anstieg ist altersabhängig.

Die *akut intermittierende Porphyrie* ist ein weiteres Beispiel dafür, daß Arzneimittel in Zusammenhang mit genetischer Prädisposition zu einer Erkrankung führen können. Die Einnahme von Barbituraten, Sedativa etc. [14] führt zur Aktivierung der Delta-Amino-Laevulin-Säure-Synthetase, und dies ist der Start für die Auslösung eines Porphyrie-Anfalls. Deswegen sollten diese Arzneimittel bei Patienten, bei denen diese genetische Prädisposition bekannt ist, vermieden werden.

9 Einfluß pathologischer Veränderungen auf Pharmakokinetik und Pharmakodynamik

Chronische oder akut auftretende Erkrankungen können das Verhalten eines Arzneistoffes im Körper auf vielfältige Weise beeinflussen. Diese Beeinflussung betrifft nicht nur die Kinetik eines Arzneistoffes, sondern kann sich auch durch Veränderung der Sensibilität von Rezeptoren auf pharmakodynamische Eigenschaften erstrecken. Inwieweit eine Erkrankung bedeutsame Veränderungen in der Pharmakokinetik bzw. -dynamik eines Medikamentes erzeugt, hängt einerseits vom betroffenen Organ oder Organsystem und dem Schweregrad der Erkrankung, andererseits von den kinetischen Eigenschaften und der therapeutischen Breite der zu verabreichenden Substanz ab.

Informationen zur Diagnose, zum Schweregrad der Erkrankung, zur Kinetik des Arzneimittels, geprüft am Gesunden, und zur therapeutischen Breite sind oft vorhanden. Jedoch ist es schwierig, eine quantitative Korrelation zwischen Funktionsveränderungen und Organschäden einerseits und Veränderung der Arzneistoffkinetik und -dynamik andererseits herzustellen. Da eine Krankheit nicht ein Prozeß ist, der nur ein Organ betrifft, sondern sich in komplexer Weise auf den gesamten Organismus auswirkt, sind Voraussagen beim einzelnen Patienten schwer möglich.

Magen-Darm-Trakt, Herz-Kreislauf-System incl. Blut, sowie Leber und Niere sind die Organe, die die Kinetik wesentlich bestimmen. Der Einfluß von Erkrankungen dieser Organe auf die Kinetik und Dynamik soll im folgenden dargestellt werden.

9.1 Gastrointestinale Erkrankungen [61, 62, 68]

Motilitätsstörungen
Viele Erkrankungen des Magen-Darm-Traktes, aber auch Allgemeinerkrankungen, können mit einer Veränderung der gastrointestinalen Motilität einhergehen. Veränderungen der Magenentleerungszeit und der Darmpassagezeit können sowohl die Absorptionsrate als auch die insgesamt absorbierte Menge eines oral verabreichten Arzneimittels beeinflussen.

9.1 Gastrointestinale Erkrankungen

Tabelle 11. Faktoren, die die Magenentleerung beeinflussen

	Beschleunigung	Verzögerung
Magenulkus		+
Duodenalulkus	+	
Pylorusstenose		+
Migräne		+
Myokardinfarkt		+
körperliche Arbeit		+
Trauma, Schmerz		+
Anticholinergika		+
Trizyklische Antidepressiva		+
Antacida – Natriumbikarbonat – Aluminiumhydroxid	+	+
Metoclopramid (Paspertin®)	+	

Nach NIMMO DS (1976) Clinical Pharmacokinetics 1: 189–203

Tabelle 12. Faktoren, die die Darmpassagezeit verändern

	Beschleunigung	Verzögerung
Ileus		+
Hypothyreose		+
Anticholinergika		+
Antidepressiva		+
Gastroenteritis	+	
Diarrhöe	+	
Hyperthyreose	+	

Tabelle 13. Einfluß veränderter Magenentleerungszeit auf die Absorption von Arzneimitteln

Medikament	Magenentleerungszeit	Effekt
L-Dopa	↓ (?) [a]	L-Dopa metabolisiert im Magen
L-Dopa	↑ durch Metoclopramid (Paspertin®)	Absorptionsrate und absorbierte Menge ↑
Methyl-Digoxin (Lanitop®)	↓ (?)	inaktivert im Magen
Penicillin	↓ (?)	inaktiviert im Magen
Paracetamol (Ben-u-ron®)	↑ durch Metoclopramid (Paspertin®)	Absorptionsrate ↑
	↓ durch Propanthelin, (Corrigast®)	Absorptionsrate ↓
	Pylorusstenose, Nahrungsmittel, narkotisierende Analgetika	
Tetracyclin, Pivampicillin,	↑ durch Metoclopramid (Paspertin®)	Absorptionsrate ↑
Alkohol oder Nahrungsmittel	↓ durch Propanthelin (Corrigast®)	Absorptionsrate ↓
Mexiletine (Mexitil®)	↓ bei Myokardinfarkt u. starken Analgetika	Absorptionsrate ↓ Keine therapeut. Plasmakonzentrationen
Acetylsalicylsäure	↓ bei Migräne	Absorption ↓ Kein therapeut. Effekt ↓

Legende: ↑ erhöht ↓ erniedrigt
[a] Mechanismus der verzögerten Magenentleerung nicht beschrieben.
Nach Nimmo DS (1976) Clinical Pharmacokinetics 1: 189–203

Eine Veränderung der Absorptionsgeschwindigkeit ist vor allem bei schlecht löslichen Arzneistoffen und bei solchen, die in der Darmwand metabolisiert werden, anzunehmen. So weist L-Dopa (Larodopa) bei Patienten mit verzögerter Magenentleerung und/oder verlängerter Darmpassage eine verminderte Bioverfügbarkeit auf, da die längere Kontaktzeit eine vermehrte Metabolisierung in der Darmwand zur Folge hat.

Bei sehr rascher Darmpassage, z. B. bei Gastroenteritis, kann die Absorption von schlecht löslichen Arzneistoffen vermindert sein. Dies wurde bei Digoxin und oralen Antikonzeptiva gefunden, aber auch bei gut löslichen Substanzen, die als slow-release-Formulierung verabreicht werden (Tabelle 11, 12 u. 13).

Erkrankungen mit Malabsorptions-Syndrom
Bei Malabsorptions-Syndrom (Tabelle 14) wäre zu erwarten, daß Pharmaka in ähnlicher Weise schlecht resorbiert werden wie Nahrungsbestandteile. Untersuchungen haben jedoch gezeigt, daß die Veränderungen sehr unterschiedlich sein können. So wurde beobachtet, daß Amoxicillin (Clamoxyl) und Practolol (nicht mehr im Handel) eine verzögerte Wirkung haben. Co-Trimoxazol (Bactrium) und Propranolol (Dociton) wurden vermehrt absorbiert, während Penicillin V (Berocillin) und Pivampicillin eine verminderte Absorption zeigten. Bei Indomethacin (Amuno, Indomet) und Azetylsalicylsäure (Aspirin) war die Absorption normal.

Ein derart unterschiedliches Verhalten kann erklärt werden durch den Schweregrad der Störung, das Behandlungsschema der Grundkrankheit oder durch physiko-chemische und pharmakokinetische Eigenschaften der verabreichten Arzneimittel.

Metabolismus bei gastrointestinalen Funktionsstörungen
Von einigen Medikamenten ist bekannt, daß sie nach oraler Verabreichung in den Zellen der intestinalen Mukosa metabolisiert werden. Typi-

Tabelle 14. Erkrankungen, bei denen eine Mal-Absorption von Arzneistoffen nachgewiesen wurde

Gastrektomie	Eisen, Folsäure, Digoxin, Sulfonamide
Pylorusstenose	Parazetamol, Hypnotika, Azetylsalizylsäure; allgemein Slow-Release-Formulierungen
Steatorrhoe	Digoxin (Lanicor®)
Pankreatitis	Phenoxymethylpenicillin (Beromycin®)
Zoeliakie	Amoxicillin (Clamoxyl®), Pivampicillin (Berocillin®)
Morbus Crohn	Trimethoprim (Bactrim®) Sulfamethoxazol

Nach PARSONS RL (1977) Clinical Pharmacokinetics 2: 45–50

sche Biotransformationen sind Azetylierung oder Sulfat- und Glucuronid-Konjugationen, Decarboxylierungen und Esterspaltungen, z.B. Chlorpromazin (Megaphen), L-Dopa (Larodopa).

Auch die intestinale Bakterienflora besitzt unspezifische Enzyme, welche Arzneimittel transformieren können, z.b. Sulfasalazine (Azulfidine, Kolopleon) oder Methotrexat.

Veränderungen der Bioverfügbarkeit von Pharmaka, die im Darm teilweise metabolisiert werden, sind zu erwarten bei Zu- und Abnahme der Passagegeschwindigkeit und bei abnormer Bakterienflora aufgrund von Morbus Crohn, Blind-loop-Syndrom, sowie Status nach Darmresektion. Untersuchungen hierüber fehlen bisher.

9.2 Lebererkrankungen [60, 63]

Die Auswirkungen von Lebererkrankungen auf die Kinetik von Arzneistoffen sind komplex. Sie hängen ab vom Ausmaß des Organschadens und von der Art der Krankheit. Je nachdem sind die synthetischen und metabolischen Funktionen, die biliäre Exkretion oder der hepatische Blutfluß mehr betroffen (Tabelle 15).

Tabelle 15. Überblick über die wichtigsten pathophysiologischen Veränderungen bei verschiedenen Lebererkrankungen

Krankheit	Leberblutfluß	Leberzellmasse	Leberzellfunktion	Albuminkonzentration	Bilirubin
Leberzirrhose					
mässig	↓	↔ oder ↑	↔	↔ oder ↓	↔ oder ↑
schwer	↓↓	↓	↓	↓↓	↑↑
Akute entzündliche Leberkrankheit					
Virushepatitis	↔ oder ↑	↔ oder ↓	↓	↔	↔ oder ↑
Alkoholische Hepatitis	↔ oder ↓	↑ oder ↓	↓	↔ oder ↓	↑↑

Legende: ↑ erhöht   ↓ vermindert   ↔ unverändert

Nach Blaschke TF (1977) Clinical Pharmacokinetics 2: 32ff.

9.2 Lebererkrankungen

Proteinbindung von Pharmaka bei Lebererkrankungen
Patienten mit akuten oder chronischen Lebererkrankungen zeigen oft einen verminderten Gehalt an Albumin im Plasma. Dies hat eine Verminderung der Proteinbindung von Arzneistoffen zur Folge. Vor allem bei Medikamenten mit hohem gebundenen Anteil kann ein Abfall der Trägerproteine u. U. zu Intoxikationserscheinungen führen (Phenytoin, Warfarin). Der Einfluß, den qualitative Veränderungen des Albuminmoleküls oder eine Vermehrung von endogenen Substanzen, wie z. B. Bilirubin oder Gallensäuren auf die Bindung von Arzneimitteln nimmt, ist so unterschiedlich, daß keine generelle Aussage getroffen werden kann.

Eine veränderte Proteinbindung bei Lebererkrankungen muß nicht unbedingt einen Einfluß auf die Wirkung eines Arzneimittels haben, auch wenn das Verhältnis von gebundenem zu ungebundenem Anteil im Plasma zugunsten des ungebundenen steigt. Bei Arzneimitteln mit hohem gebundenem Anteil und geringer hepatischer Exkretionsrate wird die metabolische Clearance ansteigen, da nur ungebundene Arzneimoleküle den metabolisierenden Enzymen zur Verfügung stehen. Eine Vorhersage über das Verhalten solcher Arzneistoffe ist jedoch wegen der Komplexität der beteiligten Vorgänge und mangels geeigneter Parameter zur Bestimmung der metabolischen Leberfunktion nicht möglich (Tabelle 16 u. 17).

Metabolismus bei Lebererkrankungen
Bei Lebererkrankungen ist nicht nur die Leberzellfunktion beeinträchtigt, auch die Leberdurchblutung kann verändert sein. Bei Leberzirrhose mit portokavalem Shunt findet man für Medikamente mit hoher Extraktionsrate (d. h. Medikamente, die bei einmaliger Leberpassage zu 70% und mehr metabolisiert werden) eine vermehrte Bioverfügbarkeit nach oraler Applikation (Tab. 18 b). Dies wurde nachgewiesen für Propranolol (Dociton), Pethidin (Dolantin), Pentazocin (Fortral), Labetalol (Trandate) und Clomethiazol (Distraneurin). Auch nach intravenöser Verabreichung ist die Clearance bei diesen Arzneistoffen vermindert, die Eliminationshalbwertszeit verlängert.

Bei akuter Virushepatitis ist die Clearance von Substanzen mit hoher Extraktionsrate verhältnismäßig wenig beeinflußt. Bei diesem Krankheitsbild findet man vor allem eine beeinträchtigte Zellfunktion, während der Leber-Blutfluß normal oder eher vermehrt ist. Um eine sichtbare Abnahme der Clearance zu erreichen, müßte der Leberzellschaden sehr ausgedehnt sein. Umgekehrt verhält es sich bei Arzneistoffen mit geringer hepatischer Extraktionsrate (weniger als 30% des Medikamentes werden bei einer Leberpassage aus dem Blut extrahiert). Bei solchen Substanzen ist die hepatische Clearance stark abhängig von der metabolischen Kapazität der

Tabelle 16. Auswahl von Arzneistoffen mit hoher Albumin-Bindung

Warfarin (Coumadin®)
Phenprocoumon (Marcumar®)
Chlorothiazid (Esidrix®)
Furosemid (Lasix®)
Phenytoin (Zentropil®)
Phenylbutazon (Butazolidin®)
Ibuprofen (Brufen®)
Indomethacin (Amuno®)
Chlorpropamid (Chloronase®)
Glibenclamid (Euglucon®)
Tolbutamid (Rastinon®)
Benzodiazepine (Adumbran®, Valium® u.a.)
Cloxacillin (in Ampiclox®)
Probenicid (Benemid®)

Tabelle 17. Allgemeinerkrankungen, die mit Hypalbuminämie einhergehen

– Malignome
– Entzündliche Erkrankungen
– Immobilisierung
– Leberkrankheiten
– nephrotisches Syndrom, Nierenerkrankungen
– Nahrungsdefizit
– Sepsis
– Streß
– Operationen

Nach TILLMANS et al. Clinical Pharmacokinetics, Volume 3, S. 144, 1978.

9.2 Lebererkrankungen

Tabelle 18a. Arzneistoffe mit niedriger Extraktionsrate. Bei Leberzirrhose ist die Plasma-Halbwertszeit dieser Arzneistoffe verlängert. Die Bioverfügbarkeit bleibt unverändert

Antipyrin[a]
Paracetamol (Ben-u-ron®)
Theophyllin (Euphyllin®)
Hexobarbital (Evipan®)
Pentobarbital (Neodorm®)
Diazepam (Valium®)
Chlordiazepoxid (Librium®)
Rifampicin (Rimactan®)

Nach PAUMGARTNER G (1980) Internist, 21: 718–723
[a] Pharmakologische Testsubstanz, nicht mehr in Handelspräparaten enthalten.

Tabelle 18b. Fluß-limitierte Arzneistoffe, hohe Extraktionsrate. Bei Leberzirrhose ist die Plasma-Halbwertszeit verlängert und die orale Bioverfügbarkeit erhöht

Propranolol (Dociton®)
Lidocain (Xylocain®)
Clomethiazol (Distraneurin®)
Dextropropoxyphen (Develin®)
Pethidin (Dolantin®)
Pentazocin (Fortral®)
Nortriptylin (Nortrilen®)

Nach PAUMGARTNER G (1980) Internist, 21: 718–723

Leberzellen. Hier bleiben Veränderungen des Leberblutdurchflusses ohne Folgen (Tabelle 18a).

Biliäre Exkretion
Bei Patienten mit cholestatischem Ikterus, aber auch mit chronischer und akuter Virushepatitis konnte eine verlängerte Plasmahalbwertszeit von Rifampicin (Ramactan) beobachtet werden, welches hauptsächlich biliär eliminiert wird.

Bei Arzneistoffen, die sowohl renal als auch biliär eliminiert werden, z. B. Ampicillin (Amblosin, Binotal), Tetracyclin (Hostacyclin) und Oxytetracyclin (Terramycin), ist dann eine Dosis-Anpassung vorzunehmen, wenn neben der biliären auch die renale Exkretion beeinträchtigt ist.

9.3 Kardiovaskuläre Erkrankungen [4]

Arzneimittel werden im Körper durch den Blutstrom verteilt. Die verminderte Herzleistung bei Herzinsuffizienz hat eine Umverteilung der Organperfusion mit Präferenz der beiden lebenswichtigen Organe Hirn und Herz zur Folge. Andere Organe, wie Gastrointestinal-Trakt, Nieren und Skelettmuskel, werden entsprechend geringer perfundiert. Daher wird unmittelbar nach Applikation eines Medikamentes eine entsprechend dem Anteil am Herzminutenvolumen prozentual größere Menge Arzneistoff zum Herzen bzw. Gehirn gelangen. Infolgedessen können Intoxikationssymptome bei zu rascher intravenöser Applikation auftreten. Als Beispiel sei das Auftreten einer ZNS-Symptomatik bei Injektion von Lidocain (Xylocain) im Bolus genannt.

Da die Durchblutung von Leber und Nieren herabgesetzt ist, wird einerseits diesen Organen weniger Arzneimittel zur Elimination zur Verfügung gestellt. Andererseits ist wegen Gewebehypoxie und Stauung die Eliminationskapazität vermindert. Hieraus resultiert eine verlängerte Halbwertszeit und verminderte Plasmaclearance. Bei Patienten mit Herzinsuffizienz sollte daher die orale Erhaltungsdosis oder intravenöse Infusionsrate von Medikamenten, wie z. B. Lidocain, Chinidin und Theophyllin reduziert werden.

Bei vermindertem Herzminutenvolumen und Zentralisation des Kreislaufes ist im allgemeinen die Absorption von Arzneimitteln eingeschränkt. Dies bezieht sich nicht nur auf gastrointestinale, sondern auch auf die Absorption nach intramuskulärer und subkutaner Verabreichung. Da bei diesen Applikationsarten u. U. keine therapeutischen Spiegel erreicht werden, sollen Arzneimittel z. B. bei Myokardinfarkt mit einem verminderten Herzminutenvolumen intravenös verabreicht werden (Tabelle 19).

Auch die Antwort des Herzmuskelgewebes auf einen Arzneistoff kann sich unter pathologischen Bedingungen verändern. Als Beispiele sind zu nennen:
- Vermehrte Gefahr von Herzrhythmusstörungen bei der Therapie der Herzinsuffizienz nach akutem Myokardinfarkt mit Digitalis,

Tabelle 19. Schematische Darstellung der pathophysiologischen Mechanismen bei Herzkrankheiten

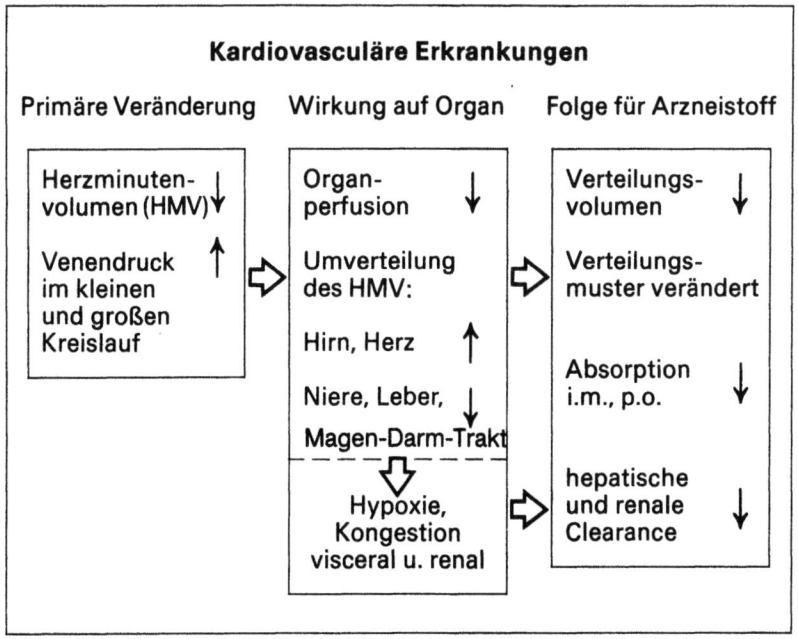

- Verschlechterung der Herzleistung bei Verabreichung von Betablockern,
- verminderte Reaktion auf Noradrenalin bei Azidose im Schockzustand,
- Dekompensation einer Herzinsuffizienz und Auslösung eines Lungenödems durch Corticosteroide, Phenylbutazon (Butazolidin) und Ibuprofen (Brufen), bei Patienten mit latenter Herzinsuffizienz aufgrund von Salz- und Wasserretention.

9.4 Nierenerkrankungen [13, 15, 20, 26]

Nierenerkrankungen können nicht nur die Elimination eines Arzneistoffes, sondern auch andere pharmakokinetische Prozesse beeinflussen. Ebenso können auch pharmakodynamische Effekte einer Veränderung unterliegen.

9.4.1 Niereninsuffizienz, Urämie

Absorption/Resorption
Über die Absorption und Bioverfügbarkeit von Arzneistoffen bei Nierenerkrankungen wurden bisher nur wenige Untersuchungen durchgeführt. Z. B. wurde gefunden, daß bei Patienten mit Urämie die Absorption von Cloxacillin, in Ampidox enthalten, Chlorpropamid (Chloronase, Dizbetoral) und Pindolol (Visken) weniger rasch und vollständig erfolgt als bei Patienten mit normaler Nierenfunktion. Die Ursache hierfür ist noch ungeklärt.

Verteilung
Bei Urämie ist die Proteinbindung von sauren Pharmaka mit beim Gesunden hoher Proteinbindung vermindert. Als Ursache wurde angenommen, daß z. T. nicht dialysable endogene Substanzen, die bei urämischen Patienten im Plasma zu finden sind, die Bindungsstellen am Albumin besetzen. Als weitere Möglichkeit wird eine Konformitätsänderung des Albumins, welches dadurch andere Bindungsstellen aufweist, diskutiert.

Als wichtigste Pharmaka sind Furosemid (Lasix), Phenytoin (Epanutin), Phenylbutazon (Butazolidin) und Warfarin (Coumadin) zu nennen. Auch die Bindung von Digitoxin ist bei Urämikern verändert, ohne daß dies wesentliche therapeutische Konsequenzen hat. Eine Verminderung des Verteilungsvolumens wurde für Digoxin beschrieben und mit einer geänderten Gewebsbindung in Beziehung gebracht.

Metabolismus
Niereninsuffizienz kann sich auf die Ausscheidung von hauptsächlich metabolisierten Arzneistoffen auswirken, da es zu einer Retention von renal eliminierten Metaboliten kommen kann. Die Akkumulation von Metaboliten ist von Bedeutung, wenn diese entweder eine pharmakologische Aktivität aufweisen oder toxisch sind, z. B. Nitrofurantoin (Furadantin), Clofibrat (früher Regelan).

Renale Elimination
Ob diese Veränderungen klinisch relevant sind, hängt davon ab, wie stark die Nierenfunktion eingeschränkt ist, welcher Anteil des Arzneistoffes unverändert über die Nieren ausgeschieden wird und welcher Anteil metabolisiert wird. Letztlich spielt die therapeutische Breite eine entscheidende Rolle dafür, ob Intoxikationserscheinungen infolge erhöhter Plasmakonzentrationen auftreten. Digoxin z. B., welches zu 70–80% unverändert renal ausgeschieden wird, kann schon bei geringgradiger Einschränkung der

9.4 Nierenerkrankungen

Tabelle 20 A. Nomogramm zur Dosierungsanpassung bei Niereninsuffizienz. Lit.: DETTLI L (1978) Elimination Kinetics and Dose adjustment in Patients with Kidney Disease. Prog. Pharmacol. 1: Nr. 4 SPRING P (1975) Int. J. Clin. Pharmacol. Biopharm 11: 76

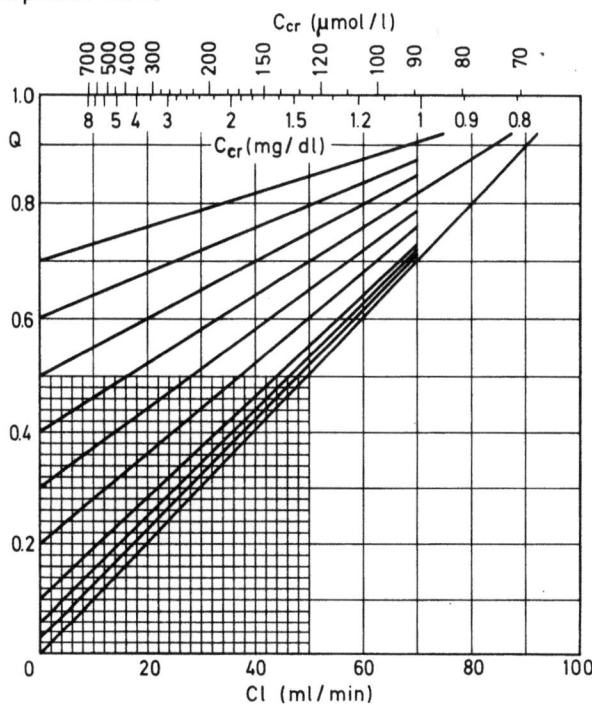

Erläuterungen:
1. Symbole
- C_{cr} = Serumkreatininkonzentration
- CL_N = Kreatininclearence beim Nierengesunden (100 ml/min)
- CL = endogene Kreatininclearence bei eingeschränkter Nierenfunktion
- D* = Initialdosis
- D = Erhaltungsdosis
- Q_o = normale extrarenale Dosisfraktion (gibt denjenigen Teil einer Arzneistoffdosis an, der beim Gesunden resorbiert und nicht unverändert renal eliminiert wird, entspricht also den renal eliminierten Metaboliten und den unverändert oder als Metabolit extrarenal ausgeschiedenen Anteilen einer resorbierten Arzneistoffmenge. Q_o dient als Ausgangsparameter der Dosierungsanpassung bei Niereninsuffizienz.
- Q = individuelle Eliminationsfraktion. Sie entspricht der aufgrund der CL nomographisch ermittelten extrarenal ausgeschiedenen Arzneistoffmenge bei einem Patienten mit eingeschränkter Nierenfunktion.
- (!) = im Zusammenhang mit Q_o: Bildung pharmakologisch aktiver Metaboliten ist nicht ausgeschlossen
- (!!) = pharmakologisch aktive Metaboliten wurden nachgewiesen. Bei bekanntem Q_o und $t_{1/2}$ des Metaboliten sind diese mit !! in Klammer angegeben. Solche Arzneistoffe sind bei niereninsuffizienten Patienten möglichst zu vermeiden.
- $t_{1/2N}$ = Eliminationshalbwertszeit beim Nierengesunden
- $t_{1/2}$ = individuelle Halbwertszeit (bei eingeschränkter Nierenfunktion)
- T_N = übliches Dosierungsintervall
- T = individuelles Dosierungsintervall (bei eingeschränkter Nierenfunktion)

2. Schätzung der CL aus Ccr bei stabiler Nierenfunktion

Die endogene Kreatininproduktion ist abhängig von Alter, Körpergewicht und Geschlecht. Bei stabiler Nierenfunktion kann die Kreatininclearance anhand folgender Formel aus Ccr abgeschätzt werden:

$$CL = \frac{(150 - \text{Alter}) \times \text{Körpergewicht in kg}}{\text{Ccr (in μmol/l)}} \qquad ♀: +10\%, ♂: -10\%$$

Bei normalgewichtigen Patienten mittleren Alters kann direkt die Ccr eingesetzt werden (obere Abszisse).

Bei akuter Niereninsuffizienz und Patienten unter Dialyse darf aus der aktuellen Ccr nicht auf die Nierenfunktion (CL) geschlossen werden, da die endogene Produktion nicht der ausgeschiedenen Menge entspricht, sondern ähnlich einer Dauerinfusion die Ccr ansteigt bis zu einem neuen Gleichgewichtszustand.

3. Ermittlung von Q

Der aus Tabelle 20B entnommene Wert von Q_0 eines Arzneistoffes wird auf die linke Ordinate des Nomogramms 20A aufgetragen und mit einer Geraden mit der rechten oberen Ecke verbunden. Q wird auf Höhe des Schnittpunkts dieser Geraden mit der individuellen Kreatininclearance (CL) bzw. der Ccr wiederum auf der linken Ordinate abgelesen.

4. Regeln zur Dosierungsanpassung

Aufgrund von Q kann die Dosierungsanpassung entsprechend der individuellen Nierenfunktion des Patienten nach einer der 3 folgenden Regeln erfolgen:

Regel 1	Regel 2	Regel 3
$D^* = D_N^*$	$D^* = D_N^*$	$D^* = D_N^*$
$D = D_N \times Q$	$D = D_N$	$D = \frac{1}{2} D_N$
$T = T_N$	$T = T_N / Q$	$T = t_{\frac{1}{2}N} / Q$

a. Nach allen 3 Regeln bleibt die Initialdosis unverändert: $D^* = D_N^*$

b. Nach Regel 1 wird eine Änderung der Erhaltungsdosis vorgenommen, das Dosierungsintervall bleibt unverändert. Sie kann immer bei reversibel wirkenden Arzneistoffen angewandt werden, deren übliches Dosierungsintervall gleich groß oder kleiner $t_{\frac{1}{2}N}$ ist, außerdem bei intravenösen Dauerinfusionen.

c. Gewisse galenische Formen z. B. Kapseln, Dragées oder Retardpräparate, die nicht zerteilt werden können, erfordern die Anwendung von Regel 2. Initialdosis und Erhaltungsdosis bleiben unverändert, das Dosierungsintervall wird modifiziert indem der Quotient aus üblichem Dosierungsintervall und individuellem Q berechnet wird.

d. Nach Regel 3 wird sowohl die Erhaltungsdosis als auch das Dosierungsintervall angepaßt. Sie findet Anwendung bei Patienten mit schwerer Niereninsuffizienz (d. h. in diesem Zusammenhang, wenn die individuelle Halbwertszeit des Arzneistoffes länger wird als das übliche Dosierungsintervall) bei einigen vorwiegend renal eliminierten Antibiotika (Aminoglycoside, Cephalosporine, Penicilline). Es wird die Hälfte der üblichen Erhaltungsdosis verabreicht, das Dosierungsintervall beträgt eine individuelle Halbwertszeit, berechnet als Quotient aus der Halbwertszeit beim Nierengesunden (s. Tabelle 20B) und der individuellen Eliminationsfraktion. Bei schwerer Niereninsuffizienz können sich sehr lange Dosierungsintervalle ergeben, was die Anwendung einschränkt.

Nierenfunktion erhöhte Konzentrationen erreichen und wegen seiner geringen therapeutischen Breite treten klinische Intoxikationserscheinungen auf.

Die Dosisanpassung kann anhand von Nomogrammen in Abhängigkeit der Kreatinin-Clearance und des renal eliminierten Arzneistoffanteils vorgenommen werden (z. B. nach DETTLI) (Tabelle 20A u. B).

Tabelle 20 B. [a] Bundesrepublik Deutschland

Medikament		Q_0	$t_½$ N (h)
Acebutolol	(Prent)	0,85 (0,4!!)	2,6 (9) (11!!)
Acenocoumarol	(Sintrom)	1,0!!	9 (24!!)
Acetylsalicylsäure	(Aspirin)	1,0 (0,8!!)	0,25 (3,0!!)
Allopurinol	(Zyloric)	0,7!!	3 (24!!)
Alprenolol	(Aptin)	0,6!	3
Amantadin	(Symmetrel)	0,15!	10
Amikacin		0,02	1,8 (>100)
Amilorid	(Arumil)	0,5!	10
Amitriptylin	(Laroxyl)	1,0 (1,0!!)	? (30!!)
Amoxicillin	(Clamoxyl)	0,06	1,1
Amphotericin B	(Ampho-Moronal)	0,95!	34 (350)
Ampicillin	(Binotal)	0,1	0,9
Atenolol	(Tenormin)	0,06!	6
Atropin	–	0,45	2
Azlocillin	(Securopen)	0,4	1,0
Benzbromaron	(Uricovac M)	1,0	12
Bromazepam	(Lexotanil)	1,0	12
Carbamazepin	(Tegretal)	1,0!!	24
Carbenicillin	(Anabactyl)	0,1	1,2
Carbimazol	(Carbimazol)	1,0 (0,9!!)	0,5 (4!!)
Carprofen	(Imadyl)	1,0	(2) 10
Cefacetril	(Celospor)	0,04	1,0
Cefaclor	(Panoral)	0,3!	0,7
Cefadroxil	(Bidocef)	0,08	1.7
Cefalexin	(Oracef)	0,04	1,0
Cefalotin	(Ceporenin)	0,04!!	0,5
Cefamandol	(Mandokef)	0,04	1,2
Cefaperazon		0,75	1,6
Cefapirin	(Bristocef)	0,4	0,8
Cefazolin	(Gramaxin)	0,06	1,0
Cefotaxim	(Claforan)	0,4!!	1,2
Cefotiam	(Halospor)	0,35	0,75
Cefoxitin	(Mefoxitin)	0,04	0,8
Cefradin	(Sefril)	0,15	0,7
Cefroxadin		0,1	1,0
Cefsulodin	(Pseudomonil)	0,25	2,2
Ceftriaxon		0,5	8
Cefuroxim	(Zinacef)	0,07	1,1
Chinidin	–	0,8!!	7
Chloralhydrat	–	1,0 (1,0!!)	(10!!)
Chloramphenicol	(Paraxin)	0,95	2,5
Chlordiazepoxyd	(Librium)	1,0!!	15 (50!!)
Chlorpromazin	(Megaphen)	1,0!	40
Chlorpropamid	(Diabetoral)	0,2!	36

[a] Im Anhang (s. Seite 91) befindet sich eine Tabelle mit den Schweizer Warenzeichen

Tabelle 20 B (Fortsetzung)

Medikament		Q_0	$t_{1/2}$ N (h)
Chlorthalidon	(Hygroton)	0,5!	48
Cimetidin	(Tagamet)	0,25	1,8
Clindamycin	(Sobelin)	0,9!	2,5
Clofibrat	(Regelan)	(1,0) 0,1!!	(16!!)
Clonidin	(Catapresan)	0,4!	8
Cloxacillin	(Ampiclox)	0,25	0,6
Cyclophosphamid	(Endoxan)	0,5!!	7
Desipramin	(Pertofran)	1,0!!	15
Diazepam	(Valium)	1,0!! (1,0!!)	30 (50!!)
Diazoxid	(Proglicem)	0,8	28
Dicloxacillin	(Dichlor-Stapenor)	0,3	0,7
Dicoumarol	(nicht in BRD)	1,0	48
Digitoxin	(Digimerck)	0,7!!	180
Digoxin	(Lanicor)	0,3	36
Disopyramid	(Norpace)	0,5!	6
Doxycyclin	(Vibramycin)	0,7	15 (22)
Epicillin	(Spectacillin)	0,03	1,1
Erythromycin	(Erythrocin)	0,7	2,3
Ethambutol	(Myambutol)	0,2	3 (15)
Fentanyl	(Fentanyl)	0,95	(0,02) 0,2 (5)
Flucloxacillin	(Staphylex)	0,25	1,0
Flucytosin	(Ancotyl)	0,03	3
Flunitrazepam	(Rohypnol)	1,0!	(3) 16
Flurazepam	(Dalmadorm)	1,0!!	1,5 (70!!)
Furosemid	(Lasix)	0,4	0,9 (4)
Gentamycin	(Refobacin)	0,02	2,4 (>100)
Glibenclamid	(Euglucon)	1,0!!	7
Glibornurid	(Glutril)	1,0	10
Gliclazid	(Diamicron)	1,0!	12
Glipizid	(Glibenese)	1,0	4
Gliquidon	(Glurenorm)	1,0	17
Griseofulvin	(Fulcin)	1,0!	20
Guanfacin	(Estulic)	0,75	20
Haloperidol	(Haldol)	1,0	20
Heptabarbital	(Medomin)	1,0	8
Hexobarbital	(Evipan)	1,0	5
Hydralazin	(in Tepress enth.)	0,85!!	2,5
Hydrochlorothiazid	(Esidrix)	0,05	15
Imipramin	(Tofranil)	1,0 (1,0!!)	12 (15!!)
Indomethacin	(Amuno)	0,9	2,0
Isoniacid	(Neoteben)	0,6	2,3
Isosorbid-dinitrat	(Isoket)	0,95!!	0,5 (2!!) (8!!)
Lamoxactam	(Moxalactam)	0,05	2,5
Lidocain	–	0,95!!	3,5 (10)
Lincomycin	(Albiotic)	0,6!	5

9.4 Nierenerkrankungen

Medikament		Q_0	$t_{1/2}$ N (h)
Lithium	–	0,02	20
Loperamid	(Imodium)	1,0!	12
Lorazepam	(Tavor)	1,0	15
Methadon	(Polamidon)	?	15 (55)
Methaqualon	(Revonal)	0,9!	22 (75)
Methimazol	(Favistan)	0,9	4
β-Methyldigoxin	(Lanitop)	0,5 (0,3!!)	40 (70) (36!!)
α-Methyldopa	(Presinol)	0,4!	2 (8)
Metoclopramid	(Paspertin)	0,3	3,5
Metronidazol	(Clont)	0,9!!	7 (10!!)
Mexiletin	(Mexitil)	0,8!	12
Mezlocillin	(Baypen)	0,25	0,8
Miconazol	(Daktar)	1,0!	24
Midazolam		1,0	2,5
Minocyclin	(Klinomycin)	0,85	17 (21)
Minoxidil	(Lonolox)	0,9!!	3,0
Morphin	–	0,9	2,5
Nalidixinsäure	(Nogram)	0,8	1,5
Naloxon	(Narcanti)	1,0	1,5
Netilmicin	(Certomycin)	0,01	2,6 (>100)
Netrazepam	(Mogadan)	1,0	30
Nitrofurantoin	(Furadantin)	0,7!!	0,3
Nitroglycerin	(Nitrolingual)	1,0!!	0,5 (2,0!!)
Nitroprussid	(Nipride)	1,0 (0,01!!)	0,1 (170!!)
Nomifensin	(Alival)	0,6!	5
Nortriptylin	(Nortrilen)	1,0	30
Ornidazol	(Tiberal)	0,95!!	14
Oxacillin	(Stepenor)	0,4	0,5
Oxazepam	(Adumbran)	1,0	8
Oxprenolol	(Trasicor)	0,95	1,5
Oxyphenbutazon	(Tanderil)	0,3	48
Parazetamol	(Ben-u-ron)	1,0	2,5
Penicillin G	–	0,1	0,5
Pentazocin	(Fortral)	0,8	2,5
Pentobarbital	(Nembutal)	1,0!	(0,2) 20 (80)
Pethidin	(Dolantin)	0,9	4 (10)
Phenacetin	–	1,0 (1,0!!)	1,0 (2,5!!)
Phenobarbital	(Luminal)	0,8	80
Phenprocoumon	(Marcumar)	1,0	150
Phenylbutazon	(Butazolidin)	0,9 (0,3!!)	70 (48)
Phenytoin	(Zentropil)	1,0	20
Pindolol	(Visken)	0,5!	3,5 (8)
Piperacillin	(Pipril)	0,2	0,8
Pivampicillin	(Berocillin)	1,0 (0,1!!)	0,2 (0,9!!)
Prazosin	(Minipress)	0,9	2,5

Tabelle 20 B (Fortsetzung)

Medikament		Q_0	$t_{1/2} N$ (h)
Procainamid	(Novocamid)	0,3 (0,2!!)	3 (6!!)
Propranolol	(Dociton)	1,0!!	3,5
Propylthiouracil	(Propycil)	0,9	1,5
Reserpin	(Serpasil)	1,0	150
Rifampicin	(Rifa)	0,8!!	2,8
Rolitetracyclin	(Reverin)	0,3	12
Salbutamol	(Sultanol)	0,8	?
Sotalol	(Sotalex)	0,1	7 (15)
Spectinomycin	(Stanilo)	0,08	1,7
Spironolacton	(Aldactone)	1,0!!	(20!!)
Streptomycin	–	0,04	2,8
Sulfadiazin	–	0,45	10
Sulfamethoxazol	(in Bactrim enth.)	0,8	10
Sulfametrol	(in Lidaprim enth.)	0,9	7
Sulfamoxol	(Sulfuno)	0,5	10
Sulfinpyrazon	(Anturano)	0,55!!	2,3
Sulformethoxin	(in Fansidar enth.)	0,6	200
Termazepam	(Planum)	1,0	7
Tetroxoprim		0,45	7
Theophyllin	(Euphyllin)	0,9!!	8
Thiamphenicol	(Urfamycin)	0,1	3
Thioridazin		1,0!!	30
Ticarcillin	(Aerugipen)	0,05	1,2
Tilidin	(Valoron)	0,9!!	0,5 (10)
Timolol	(Temserin)	0,8!	5
Tobramycin	(Gernebcin)	0,02	2,0 (>100)
Tolbutamid	(Rastinon)	1,0	6
Triazolam	(Halcion)	1,0!! (1,0!!)	2,5 (4!!)
Trimethoprim	(Trimanyl)	0,45	10
Valproinsäure	(Orfiril)	0,95!!	12
Vancomycin	–	0,03	6
Verapamil	(Isoptin)	1,0!!	5

Pharmakodynamik

Die veränderten homöostatischen Verhältnisse bei Patienten mit Urämie können auch die Wirkung von Arzneistoffen beeinflussen. Die bestehende Azidose z. B. kann die Penetration von Arzneistoffen ins Gewebe verändern. Praktische Konsequenzen daraus sind allerdings bisher nicht bekannt. Wegen der Hyperkaliämie besteht eine erhöhte Empfindlichkeit des Herzmuskels auf Digoxin. Ebenso ist eine verstärkte Blutungsneigung nach Antikoagulantien festgestellt worden.

Eine vermehrte Durchlässigkeit der Blut-Hirn-Schranke wird diskutiert, was zur Erklärung der Hypersensibilität gegenüber Barbituraten und Antibiotika beitragen könnte. Nicht zuletzt scheinen die Nieren empfindlicher auf Arzneistoffe mit nephrotoxischen Eigenschaften, wie z. B. Aminoglykosid-Antibiotika (Tobramycin, Gentamycin, Sisomycin) zu reagieren.

9.4.2 Nephrotisches Syndrom

Beim nephrotischen Syndrom findet man eine verminderte Plasmaalbuminkonzentration und eine Vergrößerung des Extrazellulärvolumens. Die Verminderung der Plasma-Proteinbindung von Arzneistoffen beim nephrotischen Syndrom geht parallel zur Plasmaalbumin-Konzentration. Im Gegensatz zur Urämie findet man keine Veränderungen der Bindungscharakteristika von Albumin. Neben der Albuminkonzentration kann auch die Gamma-Globulin-Fraktion vermindert sein.

Wegen der Veränderung des Verteilungsvolumens kann, wie bei der Urämie, die Gesamt-Plasma-Konzentration eines Arzneimittels im Normbereich liegen, der freie Anteil jedoch deutlich erhöht sein. Dies ist bei Therapiekontrolle anhand von Plasmaspiegeln – meist werden Gesamtkonzentrationen angegeben – zu berücksichtigen.

9.5 Endokrine Erkrankungen [18, 74]

Über das Verhalten von Arzneistoffen bei Erkrankungen des endokrinen Systems ist bisher wenig bekannt. Mögliche Mechanismen solcher Veränderungen sollen am Beispiel der Schilddrüsendysfunktion dargestellt werden.

Ob bei Erkrankungen der Schilddrüse, die mit Über- oder Unterfunktion einhergehen, die Dosierung von Arzneimitteln angepaßt werden muß, ist nicht nur vom Zustand des Patienten, sondern auch, wie bei allen anderen Krankheitsbildern, von den pharmakokinetischen Eigenschaften des fraglichen Arzneistoffes abhängig.

Absorption, Resorption
Schilddrüsenerkrankungen beeinflussen die gastrointstinale Motilität, woran bei der oralen Verabreichung von Arzneimitteln zu denken ist. Die Auswirkung einer verzögerten, bzw. beschleunigten Magen-Darm-Passage auf die Absorption von Arzneimitteln ist im Abschnitt Darm-Erkran-

kungen beschrieben. Viele Patienten mit Hyperthyreose haben Steatorrhoe und/oder eine erhöhte Peristaltik mit beschleunigter Darm-Passage.

Elimination
Sofern die Metabolisierung einer Substanz vom hepatischen Blutfluß abhängig ist, wird sich ihr Abbau in Abhängigkeit der Veränderung des Herzminutenvolumens, bzw. der Leberdurchblutung bei Hypothyreose verzögern oder im Falle der Hyperthyreose beschleunigen.

Dasselbe gilt für die renale Elimination. So wurde z. B. bei hyperthyreoten Patienten eine erhöhte Clearance von intravenös verabreichtem Propranolol (Dociton) gefunden, während bei hypothyreoten die Clearance vermindert war. Auch die Eliminationsgeschwindigkeit von Tolbutamid (Rastinon) und Levamisol (nicht im Handel) ist bei hyperthyreoten größer als bei euthyreoten Individuen.

10 Fragen, die der Arzt vor der Neueinführung eines Präparats stellen sollte

Pharmakologische Klassifizierung
Z. B. Analgetikum, Betarezeptorenblocker, Antibiotikum, nichtsteroidales Antiphlogistikum und sog. Antirheumatikum etc.

Chemische Kurzbezeichnung
Pharmakologisch orientierte Ärzte bevorzugen die chemischen Kurzbezeichnungen, wie sie in der Roten Liste aufgeführt sind, z. B. Ambroxol für Mucosolvan, Isoprenalin für Aludrin.

Chemische Gruppenzugehörigkeit
Zur Einordnung der Präparate in der Praxis hingegen ist im allgemeinen die chemische Gruppenzugehörigkeit gebräuchlich, z. B. Benzodiazepine für Adumbran, Valium etc. oder Arylessigsäure- und Arylpropionsäurederivate für eine Reihe von Antirheumatika, wie Voltaren, Amuno oder Froben.

Hierdurch läßt sich das Arzneimittel leichter einordnen und feststellen, ob es sich um ein grundlegend neues Präparat handelt.

Hauptanwendungsgebiet und therapeutische Wirksamkeit
Z. B. positiv inotrope Wirkung am Herzen, diuretische Wirkung etc.
Von wem und wie geprüft? – Liegen vergleichende Prüfungen mit anderen Arzneimitteln oder Placebo vor? – Offene, Blind- oder Doppelblind-Prüfungen, statistische Signifikanz?
Weitere Parameter sind: Wird die Heilung beschleunigt? – Erfolgt eine Besserung der Beschwerden oder können sie zumindest gelindert werden? – Geht die Rezidivhäufigkeit zurück?
Es ist nicht statthaft, die Daten der Tierpharmakokinetik und -Pharmakodynamik demonstrierend auf den Menschen zu übertragen. Eine pharmakologische Wirksamkeit sagt noch nichts über die klinisch-therapeutische Wirksamkeit aus!!

Nebenwirkungen
Mit welchen muß gerechnet werden? Wird der Krankheitsverlauf dadurch verschlechtert? Haben sie Schädigungen zur Folge?
Orale, lokale und parenterale Verträglichkeit.
Nebenwirkungen müssen genannt werden!

Humanpharmakokinetische Daten
Absorption, Verteilung, Bioverfügbarkeit. Verstoffwechselung, first pass-Effekt, Ausscheidungszeit und -Wege.
   Letztere sind vor allem im Zusammenhang mit der Nierenfunktion wichtig!
   Bei Hinweis auf die Bioverfügbarkeit ist darauf zu achten, daß Serumspiegelkurven (abfallende Tendenz) und nicht in vitro Freisetzungskurven (gleichbleibende Höhe) gezeigt werden.
– Tagesdosis und Dosisintervall
   Wichtig für Wirksamkeit, Toxizität und Wirtschaftlichkeit.
   Dosisanpassung im Alter durch veränderte Pharmakokinetik.
   Spezielle Dosierung bei Organstörungen, vor allem Nierenerkrankungen.

Anwendungseinschränkungen
Darunter werden Kontraindikationen verstanden.

Inkompatibilität
Physikalische oder chemische Wechselwirkungen bei Mischspritzen oder Infusionslösungen (nicht immer sichtbar)

Interaktionen
Wechselwirkungen von Arzneimitteln bei Mehrfachtherapie im Sinne einer Wirkungsverstärkung oder -Minderung.

Warnhinweise
Z. B. Schwangerschaft, Reaktionsbeeinträchtigung im Straßenverkehr, Meiden bestimmter Nahrungs- und Genußmittel, bei eingeschränkter Nierenfunktion etc.

Literaturverzeichnis

1. AHNEFELD FW (Hrsg.) (1981) Kontaminationen, Inkompatibilitäten und Interaktionen bei der Anwendung von Infusionslösungen und Medikamenten. Med. Pharmazeut. Studienges. e. V.
2. AILINGER F, FRIEDL E, AILINGER M, BERG J (1980) Leitfaden der Biochemie für Mediziner, Zahnmediziner und Pharmazeuten unter Berücksichtigung des Gegenstandskatalogs. Enke Stuttgart
3. ANSCHÜTZ F (1977) Placebo: Wirkung und Indikation. Diagnostic 10: 3-6
4. AVERY GS (1980) Drug treatment. Principles and practice of clinical pharmacology an therapeutics. 2nd, edn. Adis Pross, Sidney, New York
5. BALINT M (1957) Der Arzt, sein Patient und die Krankheit. Klett Stuttgart
6. BEECHER HK (1955) The powerful placebo. JAMA 159: 1602
7. BENKERT O, HIPPIUS H (1975) Die Aufgaben der klinischen Psychiatrie bei der Entwicklung neuer Psychopharmaka. Arzneim Forsch 25, Nr. 7a
8. BOCK KD, HOFMANN L (Hrsg) (1980) Arzneimittelprüfung am Menschen. Vieweg, Braunschweig
9. BURCKHARDT R, KIENLE G (1981) Controlled trials – A social challenge. Eur J Clin Pharmacol 20: 311
10. CLEGBORN RA, GRAHAM BF, CAMPBELL RB, RUBLEE NK, ELLIOT FH, SAFFRAN M (1950) Anxiety states: their response to ACTH and to isotonic saline. Proc 1. Clin ACTH Conference, Beakiston, Philadelphia, p. 561
11. CROOKS J, O'MALLEY K, STEVENSON IH (1976) Pharmacokinetics in the elderly. Clin Pharmacokinet 1: 280–296
12. CROOKS J, STEVENSON IH, SHEPHARD AMM, MOIR DC (1977) The clinical significance and importance of drug interactions. In: GRAHAME-SMITH D. G. (ed) Drug interactions. Macmillan, London, p 3
13. DAYER DE (1977) Active drug metabolites and renal failure. American J Med 62: 486
14. DE MATTEIS F (1967) Disturbances of lives porphyrin metabolism caused by drugs. Pharmacol Rev 19: 523
15. DETTLI L, GALEAZZI RL Pharmakokinetische Grundlagen der Arzneimitteldosierung. In: NEUGEBAUER J, MORANT J (Hrsg) (1982) Arzneimittelkompendium der Schweiz. 4. Auf Documed, Basel
16. DOONGAJI DR, VACHIA VU, BHARNCHA MPE (1978) On placebos, placebo responses and placebo responders. A review of psychopharmacological and psychophysiological factors. Part I and II, J Postgrad Med 24: 91, 147
17. EADIE MJ, LANDER CM, TYRES JH (1977) Plasma drug level monitoring in pregnancy. Clin Pharmacokinet 2: 427–436
18. EICHELBAUM M (1976) Drug metabolism in thyroid disease. Clin Pharmacokinet 1: 339
19. EICHELBAUM M (1982) Drug oxidation defects. Clin Pharmacokinet 7: 1–25
20. FABRE J, BALAUT L (1981) Renal failure, drug pharmacokinetics and drug action. Clin Pharmacokinet 1: 99
21. FORTH W, HENSCHLER D, RUMMEL W (1980) Allgemeine und spezielle Pharmakologie, 3. Aufl. Bibliographisches Institut Mannheim

22. FÜLGRAFF G (1980) In: NEUHAUS GH (Hrsg) Pluralität in der Medizin. Frankfurt, Umschau S 117
23. FÜLGRAFF G, KEWITZ H (Hrsg) (1979) Arzneimittelprüfung durch den niedergelassenen Arzt. Fischer, Stuttgart
24. GIBALDI M (1977) Drug distribution in renal failure. American J Med 62: 471
25. GROSS F (1980) In: BOCK KD, HOFMANN L (Hrsg) Arzneimittelprüfung am Menschen. Vieweg, Braunschweig, S 88
26. GUGLER R, AZARNOFF DL (1976) Drug protein binding and the nephrotic syndrome. Clin Pharmacokinet 1: 25
27. HANSTEN PD (1981) Drug interactions, Lea Febiger, Philadelphia.
28. HASSKARL H, KLEINSORGE H (1974) Arzneimittelprüfung. Arzneimittelrecht. Nationale und internationale Bestimmungen und Empfehlungen. Fischer, Stuttgart
29. HEIMANN G (1980) Age dependence of gastrointestinal absorption in children. In: GLADTKE E, HEIMANN G (eds) Pharmacokinetics. Fischer, Stuttgart, p 211–224
30. HENSEL H (1980) In: NEUHAUS GH (Hrsg) Pluralität in der Medizin. Frankfurt, Umschau S 114–116
31. HUSTED S, ANDREASEN F (1976) Problems encountered in longterm treatment with anticoagulants. Acta Med Scand 200: 379
32. JESDINSKY HJ (1981) Randomized controlled trials and society. Eur J Clin Pharmacol 20: 235
33. JICK H (1974) Drugs – remarkably nontoxic. Engl J Med 291: 824
34. KARZEL K, LIEDTKE R (1980) Allgemeine Pharmakologie. Fischer, Stuttgart
35. KIECHEL JR (1982) Biotransformation of drugs during aging. Gerontology 28 [Supp 1]: 101–112
36. KLEINEBRECHT J (1979) Medikamentöse Teratogene: Risiko im Mutterleib. Mod Med 7: 1426–1429
37. KLEINMAN PD, GRINER PF (1970) Studies of the epidemiology of autocoagulant-drug interactions. Arch Intern Med 285: 487–547
38. KRAUER B, KRAUER F (1977) Drug kinetics in pregnancy. Clin Pharmacokinet 2: 167–181
39. KUNZ J, SCHREINER WE (1982) Pharmakotherapie während Schwangerschaft und Stillperiode. Thieme, Stuttgart
40. KUTTER E (1978) Arzneimittelentwicklung. Thieme, Stuttgart
41. LAWRENCE DR, BENNETT P (1973) Clinical Pharmacology. Churchill Livingston, Edinburgh, S. 1.5/6
42. LAWSON DH, O'CONNOR PC, JICK H (1982) Drug attributed alterations in potassium handling in congestive cardiac failure. Eur J Clin Pharmacolog 23: 21–25
43. LEDERMANN H, GLOCKE M (1979) Grundzüge klinischer Arzneimittelprüfung und medizinischer Statistik. Witzstrock, Baden-Baden
44. LEVINE JD, GORDON NC, FIELDS HL (1978) The mechanism of placebo analgesia. Lancet 8091: 654
45. LEWIS GP, JUSKO WJ, BURKE CW, GRAVES L (1971) Prednisone side effects and serum protein levels. Lancet 2: 778
46. LIEDTKE KR (1980) Wörterbuch der klinischen Pharmakologie. Fischer, Stuttgart
47. LINDE K (1981) Das Medikament, Qualität – Leistung – Okonomie, Symposions-Bericht 1981. Braun, Karlsruhe
48. LINDE K (1981) Das Medikament – therapeutische Leistung und sozialpharmakologisches Wirkungsprofil. Braun, Karlsruhe
49. LIST PH, Arzneiformlehre. (1980) Wissenschaftliche Verlagsgesellschaft, Stuttgart, S. 478–479

50. Logi AW, Galloway DB, Petric JC (1976) Drug interactions and long term antidiabetic therapy. Br J Clin Pharmacolog 3: 1027
51. Lunde PKM, Frislid K, Hansteen V (1977) Disease and acetylation polymorphism. Clin Pharmacokinet 2: 182–197
52. Martini P (1968) Methodenlehre der therapeutischen klinischen Forschung, 4. Aufl. Springer, Berlin
53. Martini GA (1981) Erkrankungen der Leber und Gallenwege. In: Gross R, Schölmerich P (Hrsg) Lehrbuch der Inneren Medizin, 6. Aufl. Schattauer, Stuttgart
54. May O (1980) Molekülvariationen, E. Cantor, Aulendorf
55. McQueen EG (1980) Pharmacological basis of adverse drug reactions. In: Avery GS (ed) Drug treatment, 2 edn. Adis Press, Balgowlah, Australia S 202–235
56. Melmon KL (1971) Preventable drug reactions – Causes and cures. N Engl J Med 284: 1361
57. Mitchell JR, Thorgeirsson SS, Potter WZ, Jollow DJ, Keiser H (1974) Acetaminophen-induced hepatic injury: Protective role of glutathion in man and rationale for therapy. Clin Pharmacol Ther 16: 676
58. Morselli PL, Franco-Morselli R, Bossi L (1980) Clinical pharmacokinetics in newborns and infants: Age-related differences and therapeutic implications. Clin Pharmacokinet 5: 485–527
59. Mutschler E (1981) Arzneimittelwirkungen. Wissenschaftliche Verlagsanstalt, Stuttgart
60. Neal EA, Muffin PJ, Gregory PB, Blaschke TF (1979) Enhanced bioavailability and decreased clearance of analgesics in patients with cirrhosis. Gastroenterology 77: 55
61. Nimmo WS (1976) Drugs, diseases and altered gastric emptying. Clin Pharmacokinet 1: 189
62. Parsons RL (1977) Drug absorption in gastrointestinal disease with particular reference to malabsorption syndromes. Clin Pharmacokinet 2: 45
63. Paumgartner G (1980) Der Einfluß von Lebererkrankungen auf Bioverfügbarkeit und Clearance von Medikamenten. Der Internist 21: 718
64. Philipson A (1979) Pharmacokinetics of antibiotics in pregnancy and labour. Clin Pharmacokinet 4: 297–309
65. Piechowiak H (1981) Schweiz Med Wochenschr 111, Nr. 34: 1222–1232
66. Pogge RC (1962) The toxic placebo. Med Times 91: 773
67. Prescott CF (1978) Health Bull (Edinb) 36: 204
68. Prescott LF (1980) Clinically important drug interactions. In: Drug treatment, 2 edn. Avery GS (ed) Adis Press, Balgowlah, Australia, S 236–262
69. Prescott LF (1974) Gastrointestinal absorption of drugs. Med Clin North Am 48: 907
70. Rashkis HA, Smaro ER (1957) Drug and milieu effects with chronics schizophrenics. Arch Neurol Psychiat 78: 89
71. Reuter H (1972) Gibt es ‚problemlose' Medikamente?, Symposion d Schweiz Akad d Med Wissenschaften 1972, Bern, Schwabe, Basel, S 26–30
72. Rinne UK (1982) Parkinson's disease as a model for changes in dopamine receptor dynamics with aging. Gerontology 28 (Suppl 1): 35–52
73. Rinzler SH, Travell J, Bakst H, Benjamin Z, Rosenthal RL, Rosenfeld S, Hiersch BB (1953) Effects of heparine in effort angina. Am J Med 14: 438
74. Routledge PA, Shand DG (1979) Clinical pharmacokinetics of propranolol. Clin Pharmacokinet 4: 73

75. SCHINDEL L (1967) Placebo und Placebo-Effekte in Klinik und Forschung. Arzneim Forsch 17: 892–918
76. SCHROEDER H (1981) Heilen Medikamente Krankheiten? Pharm Ind 43, 10: 971–976
77. SHAND DG (1982) Biological determinants of altered pharmacokinetics in the elderly. Gerontology 28 (Suppl 1): 8–17
78. SHAPIRO AK, MORRIS LA (1971) The placebo effect in medical and psychological therapies. In: GARFIELD SL, BERGIN AE (Hrsg): Handbook of psychotherapy and behaviour change. An empirical analysis. Wiley, New York, p 367
79. SILBER TJ (1979) Placebo therapy: The ethical dimension. JAMA 242: 245
80. SIMMONDS J, HODGES S, NICHOL F, BERNETT D (1978) Anaphylasis after oral penicillin. Br Med J 2: 1404
81. SIMON B, MÜLLER D, KATHER H, KOMMERELL B (1981) Nebenwirkungen einer Cimetidin-Therapie, Ausblick auf neue H_2-Rezeptoren-Blocker. Medica 2, Nr. 7: 485–488
82. SKIRKEY HC (1980) Paediatric clinical pharmacology and therapeutics. In: AVERY GS (ed) Drug treatment, 2nd edn, Adis Press, pp 97–157
83. STAAK M, WEISER A (1978) Klinische Prüfung von Arzneimitteln. Methodik und Rechtsgrundlagen. Enke, Stuttgart
84. STARR KJ, PETRIC JC (1972) Drug interactions in patients on long-term oral anticoagulant and antihypertensive adrenergic neurone-blocking drugs. Br. Med J 4: 133
85. TYRALA EE, HILLMAN LS, HILLMAN RE, DODSON WE (1977) Clinical pharmacology of hexachlorophene in newborn infants. J Paediatr 91: 481–486
86. TUCKER WB, zit. b. WOLF S, PINSKY RH (1954) Effects of placebo administration and occurrence of toxic reactions JAMA 155: 339
87. UETRECHT JP, WOOSLEY RL (1981) Acetylator phenotype and lupus erythematosus. Clin Pharmacokinet 6: 118–134
88. VESELL ES (1975) Pharmacogenetics. Biochem Pharmacol 24: 445
89. VOGELL W (1979) Struktur und Funktion der Zelle. In: HESS G (Hrsg) Konstanzer Universitätsreden – Nr. 37, Universitätsverlag, Konstanz
90. v EICKSTEDT K-W, GROSS F (Hrsg) (1975) Klinische Arzneimittelprüfung. Fischer, Stuttgart
91. WEBER WW, HEIN DW (1979) Clinical pharmacokinetic of Isoniazid. Clin Pharmacokinet 4: 401–422
92. WOLF S, PINSKY RH (1954) Effects of placebo administration and occurence of toxic reactions. JAMA 155: 339

Für die Findung der Warenzeichen wurde folgende Literatur verwandt:
Rote Liste 1982. Organisch-chemische Arzneimittel und ihre Synomyma. Akademieverlag, Berlin, 1978.
Index Nominum 1982. Schweizer Apothekenverein.
Pharmazeutische Wirkstoffe Kleemann. Thieme-Verlag 1978.
Pharmakotherapie Klinische Pharmakologie. G. FÜLLGRAF und D. PALM, Fischer-Verlag Stuttgart, 1975.
Pharmazeutische Stoffliste, Herausgeber: Arzneibüro der ABDA. Werbe- und Vertriebsgesellschaft Deutscher Apotheker mbH, 4. Auflage.

Anhang

Tabelle 20 C. Schweizer Warenzeichen

INN	Warenzeichen (CH)
Acebutolol	Prent u. a.
Acenocoumarol	Sintrom
Acetylsalicylsäure	Aspirin
Allopurinol	Zyloric
Alprenolol	Gubernal
Amantadin	Symmetrel
Ambroxol	Mucosolvon
Amidotrizœsäure	Urografin u. a.
Amikacin	Amikin
Amilorid	Midamor
Aminopterin	–
Amitriptylin	Laroxyl u. a.
Amoxicillin	Clamoxyl
Amphotericin B	Ampho-Moronal
Ampicillin	Penbristol u. a.
Atenolol	Tenormin
Atropin	–
Azathioprin	Imurek
Azlocillin	Securopen
Benzbromaron	Desuric
Benzylpenicillin	s. Penicillin G
Bromazepam	Lexotanil
Carbamazepin	Tegretol
Carbenicillin	Pyopen
Carbimazol	Neo-Mercazole
Carprofen	Imadyl
Cefacetril	Celospor
Cefaclor	Ceclor
Cefadroxil	Duracef
Cefalexin	Keflex u. a.
Cefalotin	Keflin N
Cefamandol	Mandokef
Cefaperazon	–
Cefapirin	Cefatrexyl
Cefazolin	Kefzol

Tabelle 20 C (Fortsetzung)

INN	Warenzeichen (CH)
Cefotaxim	Claforan
Cefotiam	Halospor
Cefoxitin	Mefoxitin
Cefradin	Sefril
Cefroxadin	–
Cefsulodin	Monaspor
Ceftriaxon	Rocephin
Cefuroxim	Zinacef
Chinidin	Kinichron® Retard u. a.
Chloralhydrat	Chloraldurat
Chloramphenicol	Chloromyatin u. a.
Chlordiazepoxyd	Librium
Chlorpromazin	Largactyl
Chlorpropamid	Diabinese
Chlorthalidon	Hygroton
Cimetidin	Tagamet
Clenbuterol	–
Clindamycin	Dalacin C
Clofibrat	Regelan u. a.
Clomethiazol	Distraneurin
Clonidin	Catapresan
Cloxacillin	Orbenin
Cotrimazol	Bactrim u. a.
Cyclophosphamid	Endoxan
Debrisoquin	Declinax
Desipramin	Pertofran
Detroproxyphen	Depronal retard
Diazepam	Valium u. a.
Diazoxid	Proglicem
Dicloxacillin	Diclocil
Dicoumarol	–
Digitoxin	Digimerck u. a.
Digoxin	Lanoxin u. a.
Dihydralazin	Nepresol
Disopyramid	Norpace u. a.
Disulfiram	Antabus
Doxycyclin	Vibramycin u. a.
Epicillin	Spectacillin
Erythromycin	Erythrocin u. a.
Ethacrynsäure	Edecrin
Ethambutol	Myambutol

INN	Warenzeichen (CH)
Fencarbamid	–
Fentanyl	Fentanyl
Flucloxacillin	Floxapen
Flucytosin	Ancotyl
Flunitrazepam	Rohypnol
Fluorauracil	Efudix u. a.
Flurazepam	Dalmadorm
Furosemid	Lasix u. a.
Gentamycin	Garamycin
Glibenclamid	Euglucon u. a.
Glibornurid	Glutril u. a.
Gliclazid	Diamicron
Glipizid	Glibenese
Gliquidon	–
Gluthetimid	Doriden
Griseofulvin	Fulcin u. a.
Guanfacin	Estulic
Haloperidol	Haldol
Heptabarbital	Medomin
Hexahydroadiphenin	in Spasmo Cibalgin
Hexobarbital	–
Hydralazin	Slow Apresolin
Hydrochlorothiazid	Esidrex
Ibuprofen	Brufen
Imipramin	Tofranil
Indomethacin	Indocid u. a.
Isoniacid	Rimifon
Isoprenalin	Aleudrin
Isosorbid-dinitrat	Isoket u. a.
Kaolin – pectin	–
Labetabol	Trandate
Lamoxactam	–
Levamisol	–
Levodopa (L-Dopa)	Larodopa
Lidocain	Xylocain
Lincomycin	Lincocin
Lithium	–
Loperamid	Imodium
Lorazepam	Temesta
Methadon	Heptanal
Methaqualon	Toquilone

Tabelle 20 C (Fortsetzung)

INN	Warenzeichen (CH)
Methimazol	–
Methotrexat	Methotrexate
β-Methyldigoxin	Lanitop
α-Methyldopa	Aldomet u. a.
Metoclopramid	Paspertin u. a.
Metronidazol	Flagyl u. a.
Mexiletin	Mexitil
Mezlocillin	Baypen
Miconazol	Daktarin u. a.
Midazolam	Dormicum
Minocyclin	Minocin
Minoxidil	Loniten
Morphin	–
Nalidixinsäure	Negram
Naloxon	Narcan
Netilmicin	Netromycin
Nitrazepam	Mogadon
Nitrofurantoin	Furadantin u. a.
Nitroglycerin	Nitrolingual u. a.
Nitroprussid	Nipride
Nomifensin	Alival
Nortriptylin	Nortrilen
Ornidazol	Tiberal
Oxallin	–
Oxazepam	Seresta
Oxprenolol	Trasicor
Oxyphenbutazon	Tanderil u. a.
Oxytetrazyklin	Terramycin u. a.
Papaverin	Papaverin Knoll u. a.
Parazetamol	Panadol
Penicillin G	Penicillin G Hoechst u. a.
Pentazocin	Fortalgesic
Pentobarbital	Nembutal u. a.
Pethidin	Dolantin
Phenacetin	in Kombination mit anderen Analgetica in zahlreichen Präparaten
Phenobarbital	Luminal u. a.
Phenoxymethylpenicillin	s. Penicillin V
Phenprocoumon	Marcoumar
Phenylbutazon	Butazolidin u. a.

INN	Warenzeichen (CH)
Phenytoin	Epamitin u. a.
Pindolol	Visken
Piperacillin	Pipril
Pirenzepin	Gastrozepin
Pivampicillin	Pondociclin
Prazosin	Minipress
Probenecid	Benemid
Procainamid	Procainamid Duriles
Promethazin	Phenergan
Propanthelin	Pro-Banthine
Propylthiouracil	Propyl-Thiouauracil
Pyridoxin	Benadon
Ranitidin	Zantic
Reserpin	Serpasil
Rifampicin	Rimactan u. a.
Rolitetracyclin	Reverin
Salbutamol	Ventolin
Sotalol	Sotalex
Spartein	–
Spectinamycin	Trobicin
Spironolacton	Aldactone u. a.
Streptamycin	Streptomycin Novo u. a.
Sulfadiazin	Flammazine u. a.
Sulfamethoxazol	u. a. in Bactrim enthalten
Sulfametrol	in Maderan enthalten
Sulfamoxol	in Supristolen enthalten
Sulfasalazine	–
Sulfinpyrazon	Anturano
Sulfometoxin	Fanasil
Suxamethonium	Midarone
Temazepam	Planum
Tetrazyclin	Hostacyclin u. a.
Tetroxoprim	in Tibirox enthalten
Theophyllin	Elixophyllin u. a.
Thiamphenicol	Urfamycine
Thioridazin	Melleril
Ticarcillin	Ticarpen
Tilidin	Valoron
Timolol	Blocadren u. a.
Tobramycin	Obracin
Tolbutamid	Rastinon u. a.

Tabelle 20 C (Fortsetzung)

INN	Warenzeichen (CH)
Triamteren	Dyrenium
Triazolam	Halcion
Trimethoprim	u. a. in Bactrim enthalten
Valproinsäure	Depakine u. a.
Vancomycin	Vancocin
Verapamil	Isoptin
Vincristin	Oncovin
Warfarin	–

Sachverzeichnis

Absorption 4, 8, 55, 57, 69, 76, 83
–, Arzneimittel 18
–, Malabsorptions-Syndrom 69
–, slow-release-Formulierung 69
Absorptionsrate 68
Agonist 27 ff.
Albumin 71, 83
–, Proteinbindung 83
–, Verteilungsvolumen 83
Albuminbindung 72
Alter 53 ff.
–, hohes 53 f.
–, –, Absorption 55
–, –, Elimination, renale 55
–, –, Metabolismus 55
–, –, Verteilung 55
–, niedriges 57 ff.
–, –, Absorption 57
–, –, Elimination 59
–, –, Metabolismus 59
–, –, Metabolisierungsrate 61
–, –, Nierenfunktion 61
–, –, Plasma-Proteinbindung 59
–, –, Resorption, percutane 57
–, –, Verteilung 58
Ampicillin 20, 49 f., 57
Antacida 67
Antagonist 27 ff.
–, chemischer 31
–, kompetitiver 28
–, nicht kompetitiver 28
Anticholinergika 67
Antidepressiva 67
Antipyrin 21, 56, 73
Arzneimittelnebenwirkung 45 ff.
–, allergische 47
–, nicht vermeidbare 47
–, Reaktion, unerwünschte 45
–, toxische 45
–, unerwünschte 45
–, vermeidbare 47
Ausscheidung s. Elimination

Azetylcholin 27

Bakterienflora, intestinale 70
Barbiturate 22
Biologische Verfügbarkeit 6 f., 21, 70 ff.
Biomembran 12
Biotransformation 4, 17, 19 ff.
–, Abbau von Arzneistoffen 17
– von Pharmaka 20
Blind-loop-Syndrom 70
Bumetanid 47

Carbenicillin 49
Carrier 13
Cephalexin 73
Chinidin 49
Chloralhydrat 20
Chloramphenicol 23, 64
Chlordiazepoxid 22, 73
Chlorothiazid 72
Chlorpromazin 20
Chlorpropamid 72
Cimetidin 22, 28
Clearence 25 ff., 55
–, extrarenale 25
–, Kreatinin 55
–, metabolische 71
–, renale 25, 55
–, totale 25
Clomethiazol 73
Cloxacillin 72
Cumarin 22

Darmerkrankung 35
Darmpassagezeit 66 f.
–, Anticholinergika 67
–, Antidepressiva 67
–, Diarrhoe 67
–, Gastroenteritis 67

Darmpassagezeit
–, Hyperthyreose 67
–, Hypothyreose 67
–, Ileus 67
Darmresektion 70
Dextrane 50
Dextropropoxyphen 73
Diarrhoe 35, 67
Diazepam 20, 22, 56f., 60, 63, 73
Digitoxin 76
Digoxin 6ff., 48, 50, 55, 57, 60f.
Dihydralazin 64
Doppelblindprüfung 36
Dosierungsanpassung 77
Dosis-Effekt-Beziehung 77
Duodenalulkus 67

Eiweißbindung 14, 16
–, Arzneistoff 14
–, Plasma 16
Elimination 22f., 55, 76, 84
–, biliäre 22
–, renale 23
Endoplasmatisches Reticulum 12, 17, 19
Endoxan 49
Enterohepatischer Kreislauf 22
Enzym-Induktion 21
Enzym-Inhibition 22
Ethacrynsäure 47
Exkretion 55, 71ff.
–, biliäre 73
–, renale 55
Exkretionsrate, hepatische 71
Extraktion, hepatische 21
Extraktionsrate 73

First pass effect 21
Flourouracil 49
Furosemid 47, 72, 76

Galenik 4, 6, 8
Gastrektomie 69
Gastroenteritis 67, 69
Gefährdung, kindliche 64
Gentamycin 83
Glibenclamid 72
Grey-Syndrom 59, 64

Halbwertszeit 8, 23, 25, 59ff., 74
Halothan 20
Hepatitis 70
Hexobarbital 73
Herzinsuffizienz 74
–, Clearence 74
–, Halbwertszeit 74
Hydralazin 45
Hydrochlorothiazid 47
Hyperthyreose 67, 83
Hypothyreose 67, 84

Ibuprofen 72
Ileus 67
Immobilisierung 72
Indomethacin 60, 63f., 72
Inkompatibilität, pharmazeutische 52
Interaktion 49ff.
intrinsic activity 27
Isoprenalin 42

Klinische Prüfung 38ff.
–, Blindtechniken 43
–, offene Versuchsanordnung 42
–, Phase I 39
–, Phase II 39
–, Phase III 40
–, Phase IV 40
–, Phase I-Prüfung 40
–, Phase II-Prüfung 40
–, Phase III-Prüfung 40
–, Phase IV-Prüfung 41
–, retrospektive Untersuchung 43
–, vorklinische Prüfung 39
Kompartiment 10f., 13
– Flüssigkeits-, physiologisches 10f.
–, pharmakokinetisches 10

Lebererkrankung 70ff.
–, Bioverfügbarkeit 71
–, Metabolismus 71
–, Proteinbindung 71
Leberzirrhose 70, 73
Levamisol 84
Lidocain 21, 56, 73

Sachverzeichnis

Magenentleerung 67 f.
–, Absorptionsrate 68
–, Antacida 67
–, Anticholinergica 67
–, Antidepressiva 67
–, Duodenalulkus 67
–, Migräne 67
–, Myocardinfarkt 67
–, Pylorusstenose 67
–, Schmerz 67
–, Trauma 67
Magenentleerungszeit 66
Magenerkrankung 35, 67
Magenulkus 67
Malabsorptions-Syndrom 69
Malignom 72
Metabolismus 20, 69, 76
Methotrexat 49, 63
Migräne 67
Mißbildung, kindliche 63
Morbus Crohn 69
Motilitätsstörung 66
–, absorbierte Menge 66
–, Absorptionsrate 66
Myocardinfarkt 67

Nahrungsdefizit 72
Nebenwirkung 46 ff.
Nephropathie 55
nephrotisches Syndrom 72
Nierenerkrankung 23 ff., 72
Niereninsuffizienz 76 f.
–, Absorption 76
–, Bioverfügbarkeit 76
–, Dosierungsanpassung 77
–, Elimination 76
–, Metabolismus 76
–, Pharmakodynamik 82
–, Proteinbindung 76
–, Verteilung 76
Nitrazepam 20
Nitrofurantoin 21
Nitroglycerin 21
Nortriptylin 73

Operation 72
Oxazepam 20

Pankreatitis 69
Paracetamol 20, 56, 60, 73
Penicillin 10, 23, 25, 50, 55, 61
Pentazocin 73
Pethidin 73
Pharmakodynamik 4, 82
Pharmakogenetik 62
Phase 4 ff.
–, pharmakodynamische 4
–, pharmakokinetische 4, 8
–, –, galenische Matrix 8
–, –, galenische Zubereitung 8
–, pharmazeutische 4, 6 f.
–, –, galenische Darreichungsform 6
–, –, galenische Zubereitung 7
Phenacetin 20
Phenobarbital 20, 56 f., 60
Phenprocoumon 16, 72
Phenylbutazon 16, 22, 60, 72, 76
Phenytoin 57, 63 f., 72, 76
Pirenzepin 27
Pivampicillin 20
Placebo 34 ff.
–, echtes 34 f.
–, Pseudoplacebo 34 f., 37
Plasmabindung 13, 24
Plasma-Halbwertszeit 59 ff.
Plasma-Protein-Bindung 59
Probenicid 72
Propranolol 21 f., 64, 73
Proteinbindung 71, 76, 83
Pylorusstenose 67, 69

Resorption s. Absorption
Retardform 8
Rezeptor 26 ff., 31, 38, 53
–, muscarinisch 27
Rezeptorsystem 29
Rifampicin 22, 57, 73

Schilddrüsendysfunktion 83 f.
–, Absorption 83
–, Elimination 84
Schmerz 36 f., 67
Schwangerschaft 62 ff.
Sepsis 72
Sisomycin 83

slow-release-Formulierung 8, 69
Steatorrhoe 69

Tetracyclin 7, 23, 64
Theophyllin 22, 60, 73
Therapie 32ff., 45f., 50
– Digitalis- 45
– Kausal- 32
– Substitutions- 32
–, symptomatische 32
–, zytostatische 45, 50
therapeutische Breite 46
Tobramycin 83
Tolbutamid 22, 60, 64, 72, 84
Transportmechanismus 10, 13 ff.
–, carriervermittelter 13
–, spezifischer 13
Trauma 67

Triamteren 47

Überdosierung 45
Urämie 76

Verstoffwechselung s. Biotransformation
Verteilung 55, 57, 76
Verteilungsvolumen 83
Vincristin 49
Virushepatitis 71

Warfarin 56, 72, 76

Zoeliakie 69
Zytostatika 47 f.

Kliniktaschenbücher
Eine Auswahl

H. A. Baar, H. U. Gerbershagen: **Schmerz – Schmerzkrankheit – Schmerzklinik.** 1974. 16 Abbildungen. VIII, 80 Seiten. DM 22,–. ISBN 3-540-06553-9

F. Daschner: **Infektionskrankheiten.** Epidemiologie, Differentialdiagnose und Prävention in Klinik und Praxis. 1983. 26 Abbildungen. XIII, 282 Seiten. DM 29,80 ISBN 3-540-11925-6

M. Daunderer, N. Weger: **Vergiftungen.** Erste-Hilfe-Maßnahmen des behandelnden Arztes. 3., neubearbeitete Auflage. 1982. 15 Abbildungen, und ein Verzeichnis der Gifte. XI, 233 Seiten. DM 28,–. ISBN 3-540-11093-3

H. Daweke, J. Haase, K. Irmscher: **Diätkatalog.** Diätspeisepläne, Indikation und klinische Grundlagen. Unter Mitarbeit von F. A. Gries, D. Prüstel, G. Strohmeyer. 2., neubearbeitete Auflage. 1980. XI, 251 Seiten. DM 29,80. Mengenpreis: ab 20 Exemplare 20% Nachlaß pro Exemplar ISBN 3-540-09596-9

G. Dietze, H.-U. Häring: **Fettstoffwechselstörungen.** Physiologie Pathogenese Epidemiologie Klinik. 1982. 48 Abbildungen. X, 138 Seiten. DM 19,80. ISBN 3-540-11723-7

U. R. Fölsch, U. Junge: **Medikamentöse Therapie in der Gastroenterologie.** Unter Mitarbeit von E. Fölsch, B. Kohlschütter. 1982. XX, 287 Seiten. DM 29,80 ISBN 3-540-11389-4

G. Friese, A. Völcker: **Leitfaden für den klinischen Assistenten.** 3., neubearbeitete Auflage. 1981. 27 Abbildungen. VIII, 184 Seiten. DM 29,80. ISBN 3-540-10765-7

H. Marx: **Differentialdiagnostische Leitprogramme in der Inneren Medizin.** Procedere. Unter Mitarbeit von F. Anschütz, H. Bethge, W. Firnhaber, D. Höffler, T. Pfleiderer, K. Walter. 2., korrigierte Auflage. 1980. X, 265 Seiten. DM 23,–. ISBN 3-540-09794-5

G. Schley: **Störungen des Wasser-, Elektrolyt- und Säure-Basenhaushaltes.** Diagnose und Therapie. 1981. 27 Abbildungen, 30 Tabellen. VIII, 84 Seiten. DM 19,80 ISBN 3-540-10366-X

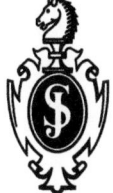

Springer-Verlag
Berlin Heidelberg New York Tokyo

F. Anschütz
Indikation zum ärztlichen Handeln
Lehre – Diagnostik – Therapie – Ethik
1982. 15 Abbildungen, 25 Tabellen.
IX, 236 Seiten. (Heidelberger
Taschenbücher, Band 218). DM 32,-
ISBN 3-540-11437-8

F. Anschütz
Die körperliche Untersuchung
Unter Mitarbeit von zahlreichen Fachwissenschaftlern. 3., erweiterte Auflage. 1978. 124 Abbildungen.
XII, 321 Seiten. (Heidelberger
Taschenbücher, Band 94). DM 26,-
ISBN 3-540-08682-X

S. Häußler, R. Liebold, H. Narr
Die kassenärztliche Tätigkeit
2. Auflage. 1982. 29 Abbildungen,
23 Tabellen. XXII, 303 Seiten.
(Taschenbücher Allgemeinmedizin)
DM 34,-. ISBN 3-540-11055-0

Infektions- und Tropenkrankheiten, Schutzimpfungen
Von H. Blaha, W. D. Germer,
H. C. Huber, H. Stickl, G. T. Werner.
Bandherausgeber: W. D. Germer,
H. Stickl
2., völlig überarbeitete und erweiterte Auflage. 1982. 35 Abbildungen,
15 Tabellen, 40 Nachschlagtafeln.
XVI, 264 Seiten. (Taschenbücher Allgemeinmedizin). DM 34,-
ISBN 3-540-11371-1

M. Kochen, H. Kewitz, G. Härter
Arzneimittel in der allgemeinärztlichen Praxis
Tabellen, Preise, Begründungen
1982. 42 Tabellen. IX, 160 Seiten.
DM 20,-. ISBN 3-540-11859-4

H. Mellerowicz, W. Meller
Training
Biologische und medizinische Grundlagen und Prinzipien des Trainings
4., Auflage. 1980. 75 Abbildungen,
11 Tabellen. XI, 126 Seiten. (Heidelberger Taschenbücher, Band 111)
DM 25,-. ISBN 3-540-09898-4

T. Rabe, B. Runnebaum
Kontrazeption
Methoden, Indikation,
Kontraindikation
Mit einem Geleitwort von J. Zander.
1982. 138 Abbildungen, 172 Tabellen.
IX, 395 Seiten. (Heidelberger
Taschenbücher, Band 213). DM 29,80
ISBN 3-540-11132-8

C. Stumpf
Neuropharmakologie
Ein Kurzlehrbuch für Studium und Praxis
1981. 16 Abbildungen. IX, 194 Seiten.
Gebunden DM 59,-
ISBN 3-211-81621-6

Springer-Verlag
Berlin
Heidelberg
New York
Tokyo

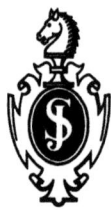

MIX
Papier aus verantwortungsvollen Quellen
Paper from responsible sources
FSC® C105338

If you have any concerns about our products,
you can contact us on
ProductSafety@springernature.com

In case Publisher is established outside the EU,
the EU authorized representative is:
**Springer Nature Customer Service Center GmbH
Europaplatz 3, 69115 Heidelberg, Germany**

Printed by Libri Plureos GmbH
in Hamburg, Germany